RÉFLEXIONS

SUR LE

CHOLÉRA ASIATIQUE,

CONTENANT UN ESSAI SUR LA

DYNAMIQUE DES ÉPIDÉMIES,

ET

QUELQUES MOYENS DE LES ATTÉNUER PAR LA PURIFICATION DE L'AIR,

PAR M. VOIZOT,

PRINCIPAL DU COLLÉGE DE CHATILLON-SUR-SEINE (CÔTE-D'OR),

RÉGENT DE MATHÉMATIQUES ET DE PHYSIQUE, OFFICIER DE L'INSTRUCTION PUBLIQUE.

« *Si l'on détruit la cause on détruira l'effet.*»
« En temps d'épidémie : *ou* il faut désinfecter
« l'air que l'on respire, soit en lui enlevant les
« miasmes qu'il contient par l'électricité, par
« l'humidité ou par tout autre moyen ; soit en les
« brûlant par le feu.... *Ou bien* il faut tirer l'air
« respiré d'une couche atmosphérique non viciée.»

DIJON,

IMPRIMERIE DE ERNEST CORNILLAC,

Rue des Godrans, 28.

—

JUIN 1855.

T 57

RÉFLEXIONS

SUR LE

CHOLÉRA ASIATIQUE.

RÉFLEXIONS

SUR LE

CHOLÉRA ASIATIQUE,

CONTENANT UN ESSAI SUR LA

DYNAMIQUE DES ÉPIDÉMIES,

ET

QUELQUES MOYENS DE LES ATTÉNUER PAR LA PURIFICATION DE L'AIR.

PAR M. VOIZOT,

PRINCIPAL DU COLLÉGE DE CHATILLON-SUR-SEINE (CÔTE-D'OR),
RÉGENT DE MATHÉMATIQUES ET DE PHYSIQUE, OFFICIER DE L'INSTRUCTION PUBLIQUE.

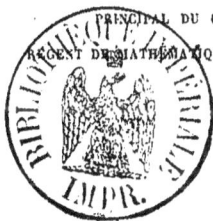

> « Si l'on détruit la cause on détruira l'effet. »
> « En temps d'épidémie : ou il faut désinfecter
> « l'air que l'on respire, soit en lui enlevant les
> « miasmes qu'il contient par l'électricité, par
> « l'humidité ou par tout autre moyen ; soit en les
> « brûlant par le feu.... Ou bien il faut tirer l'air
> « respiré d'une couche atmosphérique non viciée. »

DIJON,

IMPRIMERIE DE ERNEST CORNILLAC,

Rue des Godrans, 28.

—

JUIN 1855.

TABLE DES MATIÈRES.

INTRODUCTION.

La table des matières qui précède fera suffisamment connaître l'ordre suivi dans ces réflexions. L'esprit qui les a dictées ressort d'ailleurs de ma lettre à M. le Président de l'Académie des sciences dont voici copie :

« MONSIEUR LE PRÉSIDENT,

« Dans un temps de calamité publique , où l'un des
« plus terribles fléaux qui puissent affliger l'humanité
« décime les populations sur toute la surface du globe,
« il est du devoir de chacun d'apporter, à la science
« qui le combat, le tribut de ses propres observations
« quelles qu'elles soient. Rien ne saurait être dédaigné
« dans des circonstances aussi malheureuses.

« Je ne suis point versé dans la science médicale ;
« mais, voué par état et par goût à l'étude de la philo-
« sophie naturelle, je me suis laissé aller à des ré-
« flexions suivies sur la cause du mal, sur son mode
« d'action, sur son mode de propagation, sur les
« moyens qui pourraient en atténuer les effets. J'ai mis
« en ordre ces réflexions, et je viens les soumettre au
« jugement de l'Académie.

« La justesse de ces réflexions est susceptible d'une
« vérification extrêmement simple, qui sort du cercle
« de mes études. J'appelle toute l'attention de l'Aca-
« démie sur ce point ; et, si l'observation ne démen-

« tait point l'hypothèse fondamentale d'où je suis par-
« ti, le travail que j'ai l'honneur de lui soumettre ne
« serait peut-être pas inutile au progrès d'une ques-
« tion qui intéresse à tant de titres le genre humain
« tout entier. Dans le cas contraire l'hypothèse, jugée
« négativement par l'expérience, devrait être reléguée
« parmi les impossibilités démontrées ; mais je n'au-
« rai pas moins la conscience d'avoir satisfait à un de-
« voir, en donnant carrière à une idée éminemment
« philanthropique, quel que fût d'ailleurs le degré
« d'improbabilité du succès. »

27 octobre 1854.

Depuis cette époque, mes idées se sont développées,
et les expériences nécessaires pour en vérifier l'exac-
titude doivent se multiplier en conséquence. L'existence seule de l'épidémie que j'essaie de combattre
permet cette vérification. La France en sera-t-elle quitte
cette année ? Dieu le veuille ; mais faut-il espérer qu'il
en sera de même partout ? Dans le doute je me suis
décidé à publier ces réflexions, en les recomman-
dant à l'attention des amis de l'humanité de tous les
pays. Puissent-elles contribuer à dissiper, quelque peu,
les ténèbres épaisses qui enveloppent encore le redou-
table fléau dont nous n'avons que trop souvent à nous
défendre !

RÉFLEXIONS

SUR

LE CHOLÉRA ASIATIQUE.

SECTION PREMIÈRE.

FAITS.

§ Ier.

INVASION DU CHOLÉRA.

1. Nous ne ferons pas l'historique de l'invasion du globe par le choléra asiatique. Tout le monde sait comment, parti en 1817 de l'Inde, où il est *endémique* (61), il nous est arrivé en 1832, à petites journées, avertissant de sa visite, à plusieurs semaines de distance, les populations d'une contrée, par un malaise plus ou moins général, accompagné de quelques morts isolées ; apparaissant ensuite et frappant journellement un nombre croissant de victimes, jusqu'à ce qu'il atteigne le maximum de sa malignité et de sa fureur ; décroissant et disparaissant enfin comme il est venu, pour recommencer ailleurs, toujours dans la même direction générale, en suivant les grandes voies de communication, les rivières et les fleuves, sa mission de désolation et de mort ; se ralentissant pendant l'hiver ; se

réveillant au printemps, pour reprendre une énergie croissant avec la température, surtout avec les chaleurs caniculaires où il atteint généralement son paroxysme.

Telle a été la *marche générale* (55) et incessante du choléra lors de sa première invasion.

2. Si nous suivons pas à pas le fléau *dans une localité donnée* (46), nous le voyons souvent pénétrer dans une maison, en attaquer successivement tous les habitants ; s'étendre de proche en proche dans les maisons voisines ; parcourir des rues entières, quelquefois d'un seul côté ; éclater ensuite sur tous les points de la localité pour y exercer partout ses ravages.

5. Si enfin nous observons le choléra *dans son action sur l'homme* (41), nous constatons invariablement cinq phases dans l'invasion du mal (42) :

La phase *prodromique*, qui correspond au malaise ;

La phase *diarrhéique*, qui correspond aux déjections alvines, LA CHOLÉRINE ;

La phase *phlegmorrhagique*, LE CHOLÉRA, qui est accompagnée de l'altération de la voix, d'une soif ardente, etc. ;

La phase de *cyanose*, qui est accompagnée de la mauvaise odeur de l'haleine, de la raréfaction de l'acide carbonique expiré, de la coagulation du sang, etc ;

Enfin la phase d'*asphyxie*, qui généralement se termine par la mort.

4. Tous ces faits, qui ont accompagné l'invasion de 1832, ont été constatés avec une grande précision par beaucoup d'auteurs [1] ; ils se sont reproduits identiquement les mêmes dans l'invasion de 1849, et, dans la dernière, avec cette circonstance nouvelle que l'invasion de 1854, au lieu d'être successive comme les deux précédentes, a éclaté en quelque sorte simultanément du nord au sud, à l'est et à l'ouest de l'Europe, en Amérique, etc.

---

(1) Voir le Dictionnaire de médecine ; MM. Bouillaud, Prost, Tardieu, etc.

§ II.

CONSÉQUENCE DES FAITS OBSERVÉS.

5. Deux conséquences remarquables se déduisent des faits actuellement constatés.

1° LE CHOLÉRA ASIATIQUE *existant en même temps sur tous les points du globe; pouvant exister, dans un même lieu, à toutes les époques de l'année* (1); *frappant indifféremment, à tous les âges, les deux sexes de tous les tempéraments,* EST INDÉPENDANT EN GÉNÉRAL :

DE LA LATITUDE ET DE LA SAISON,

DU SEXE, DE L'AGE ET DU TEMPÉRAMENT ;

2° LE CHOLÉRA, *affectant tout le monde et partout d'une manière identique,* A NÉCESSAIREMENT UNE CAUSE IMMÉDIATE OU PREMIÈRE, PARTOUT IDENTIQUE A ELLE-MÊME.

---

(1) M. Tardieu constate des invasions locales de choléra dans tous les mois de l'année. (*Voir pages 62 à 114.*)

SECTION II.

THÉORIE.

6. Nous nous proposons, dans cette section, de RECHERCHER LA CAUSE PREMIÈRE DU CHOLÉRA, au moyen d'hypothèses explicatives de tous les faits connus par lesquels il se manifeste, d'accord avec les principes admis de la philosophie et des sciences naturelles, ou ne présentant aucune contradiction avec ces principes ; et de plus susceptibles d'une vérification expérimentale.

Entrons en matière :

Ou cette cause première est due à un *agent morbide* IMPONDÉRABLE, affectant d'une manière identique l'organisation de l'homme.

Ou cette cause est due à un *agent morbide* PONDÉRABLE, mis en contact avec l'homme et l'affectant intérieurement d'une manière identique.

§ Ier.

L'AGENT MORBIDE EST IMPONDÉRABLE.

I. — LA LUMIÈRE.

7. La lumière affecte l'homme, dans un lieu donné, de la même manière qu'elle affecte ce lieu ; or, elle affecte ce lieu d'une manière dépendante de la latitude et de la saison ; ainsi, l'affection de l'homme par la lumière varie avec la latitude et la saison ; mais le choléra est indépendant de ces circonstances ; et, puisque sa cause

première est partout identique à elle-même (5), on en conclut que
cette cause ne peut provenir de la lumière.

II. — LA CHALEUR.

En faisant sur la chaleur, qui a une liaison intime avec la lumière, les mêmes raisonnements que ceux faits sur ce dernier
fluide, on en conclurait que la cause première du choléra est indépendante de la chaleur.

III. — L'ÉLECTRICITÉ.

L'électricité, ayant une liaison intime avec la chaleur et la lumière, ne saurait, par les mêmes raisons, être la cause première du
choléra.

IV. — LE MAGNÉTISME.

Quant au magnétisme terrestre, pour deux lieux différents, les
directions et les nombres d'oscillations, dans un temps donné, d'une
même aiguille de déclinaison et d'une même aiguille d'inclinaison,
étant différents, il s'ensuit que la force magnétique terrestre ne
saurait être la cause première du choléra, puisque cette cause doit
être partout identique à elle-même.

V. — LES AURORES BORÉALES.

Fera-t-on intervenir les aurores boréales ? Mais alors il faudra
qu'elles existent pendant toute la durée d'une invasion cholérique,
et que leur effet sur les attractions et les répulsions magnétiques
terrestres soit partout et toujours identique. Or, le choléra est
permanent dans l'Inde (1) ; il faudrait donc que les aurores boréales
fussent permanentes ?

VI. — LES INFLUENCES COSMIQUES.

Ira-t-on enfin rechercher jusque dans le ciel la cause première du choléra ? Mais les influences cosmiques impondérables où pourrait résider cette cause, se réduisent en général aux attractions Newtonniennes. Or, la résultante de ces attractions, sur le globe terrestre, varie sans cesse en grandeur et en direction avec la position relative de toutes les planètes de notre système ; et les influences cosmiques devraient être constantes pendant toute la durée d'une invasion....

§ II.

L'AGENT MORBIDE EST PONDÉRABLE.

8. Nous admettrons donc que la cause première du choléra est produite par un *agent morbide* PONDÉRABLE, mis en contact avec l'homme et l'affectant intérieurement d'une manière identique.

L'agent morbide ne pourra être mis en contact avec l'homme que par *l'eau, les aliments,* ou *l'air.*

I. — L'EAU.

9. Il faudrait d'abord que l'eau fût partout identique à elle-même.

Maintenant, l'eau peut être mise en contact avec l'homme dans les bains, dans les boissons. Mais les individus qui se baignent et ceux qui ne se baignent pas ; les individus qui boivent de l'eau et ceux qui n'en boivent pas sont également atteints par le mal, et en même temps.

II. — LES ALIMENTS.

10. Ou les aliments contiendront l'agent morbide, ou bien ils en seront seulement le conducteur.

Les aliments des habitants du nord ne ressemblent en rien à ceux des habitants du midi, et ces habitants sont atteints simultanément les uns comme les autres.

La deuxième cause étant extrêmement petite relativement à la cause analogue correspondante à l'air, nous ne nous occuperons que de cette dernière (17).

III. — L'AIR.

11. L'AIR *seul* peut donc mettre en contact l'homme avec l'agent morbide.

Rappelons d'abord ce que c'est que l'air.

L'air atmosphérique se compose, à un instant donné, et dans un lieu déterminé :

1° D'oxygène et d'azote dans les proportions connues ; de vapeur d'eau et d'acide carbonique, résultats de la respiration des animaux et des plantes, de la combustion, etc.

12. 2° De toutes les substances qui, à la surface du sol et dans les trois règnes de la nature, peuvent se gazéifier, soit à l'état permanent, soit à l'état de vapeur, dans les circonstances actuelles plus ou moins durables de pression atmosphérique, de température, d'humidité, de sécheresse, de lumière, d'électricité, de magnétisme, de maladies locales, etc.

13. 3° Enfin de tous les corpuscules que les gaz précédents, en se formant, ainsi que les vents, peuvent entraîner, peuvent charrier dans l'atmosphère.

14. Maintenant, *l'air est-il lui-même* L'AGENT MORBIDE, ou bien *n'en est-il que* LE VÉHICULE?

[A] Si *l'air est lui-même l'*AGENT MORBIDE, ou ses proportions relatives d'oxygène et d'azote seront changées (11), ou bien la gazéification dont nous avons parlé (12), aura introduit dans sa composition un gaz homicide.

1° L'analyse chimique répond directement et négativement à la première question.

15. 2° Dans le second cas, le gaz agent morbide, que la chimie ne met point en évidence, proviendra-t-il du sol ou de sa végétation? Mais qu'y a-t-il de commun entre le sol de Madrid et celui de

Pétersbourg? qu'y a-t-il de commun entre leurs végétations?
et cependant ces deux villes sont affectées simultanément du choléra. Et si ce gaz est créé par le sol de l'Inde, d'où est sorti le
choléra, en se propageant, il se dispersera, se disséminera dans
l'atmosphère, de telle sorte que, énergique à son point de départ,
Jessore, par sa concentration, il arriverait sans action à Paris par sa
diffusion, ce qui est contre l'observation.

16. Ce gaz proviendra-t-il d'émanations des cholériques? D'a-
bord cet agent morbide, qui déjà est inappréciable à la chimie,
sera sans odeur, par exception encore, puisque tous les gaz délétères annoncent leur malignité par une odeur forte et piquante.
Maintenant, sortira-t-il, comme l'acide carbonique, tout formé
du corps d'un cholérique? Alors comment expliquer le ralentissement du choléra pendant l'hiver, sa recrudescence au printemps, sa permanence dans l'Inde seulement? Sera-t-il produit
par la décomposition, dans l'air, de miasmes virulents? Mais le
virus de la variole, celui de la vaccine, celui de la peste, etc., etc.,
reproduisent le mal sans se décomposer. N'est-il pas plus rationnel
d'admettre, au contraire, que la décomposition d'un virus en atté-
nue, en détruit l'action morbide? On sait en effet que le vaccin n'agit
efficacement que lorsqu'il est intact, et, de plus, que lorsqu'il est
pris à une certaine phase de la vaccine, ni avant, ni après (1).

Cette hypothèse nous paraît invraisemblable.

---

(1) On sait même que le vaccin, quelque soin que l'on prenne d'ailleurs de le
conserver, s'altère avec le temps, et qu'il y a nécessité de le rajeunir en le re-
prenant sur une vache atteinte de la vaccine.

A ce propos, nous nous ferons, en passant, quelques questions, quoique ce
ne soit peut-être guère ici le lieu.

Est-il nécessaire que la vache sur laquelle on prend du vaccin nouveau soit
atteinte spontanément de la vaccine? L'inoculation de la vaccine humaine sur
une vache produirait-elle un vaccin dégénéré? Ce vaccin dégénéré, inoculé à
une seconde vache, et ainsi de suite, ne reproduirait-il pas enfin le vaccin primitif? Dans l'affirmative, il y aurait là un moyen de reproduire à volonté le
vaccin primitif.

Enfin, ce gaz sera-t-il fourni au globe de la terre par les vapeurs d'une comète ? Mais comment expliquer encore, dans cette hypothèse, la permanence du choléra dans l'Inde ? Et puis, les comètes qui donneraient lieu à un tel phénomène ne sauraient être invisibles.…

L'air n'est donc que le VÉHICULE *de l'agent morbide.*

17. [B] Il suit de là et de ce qui a été dit (15), que *l'agent morbide est un* CORPUSCULE *entraîné, charrié dans l'air, soit par les gaz mentionnés (12), soit par les courants aériens.*

De plus, l'analogie du choléra avec un empoisonnement nous fera admettre que ce corpuscule est *délétère*, c'est-à-dire, qu'il contient un principe délétère.

Voyons maintenant quelles sont toutes les hypothèses que présente notre conclusion.

Ou le corpuscule est *inorganique,*
Ou il est *organique.*

18. (A) Si le corpuscule est INORGANIQUE, il sera le produit du sol, et ce qui a été dit (15) sur le gaz agent morbide se reproduira ici.

19. (B) *Le corpuscule est donc* ORGANIQUE.
Alors il sera ou *inanimé* ou *animé.*

S'il est INANIMÉ, ou ce sera :

1° *Le germe d'un vibrion parasite de l'homme ;*
2° *Le germe d'un champignon parasite de l'homme ;*
3° *Le germe d'un insecte dont la larve sera parasite de l'homme;*
4° *Un infusoire desséché de Spallanzani;*
5° *Un miasme provenant d'un animal vivant;*
6° *Un miasme provenant d'un animal mort;*
7° *Un miasme provenant d'un végétal vivant;*
8° *Un miasme provenant d'un végétal mort.*

S'il est ANIMÉ, ou ce sera :

9° *Un insecte microscopique;*
10° *Un végétal microscopique.*

20. Avant de nous engager dans l'examen des dix hypothèses que nous venons d'énumérer, nous allons donner quelques définitions et établir quelques principes sur lesquels doit s'appuyer toute notre théorie.

DÉFINITIONS. — 1° Dans chacun des *dix cas* à discuter, l'agent morbide sera *simple*.

Il sera *double, triple*..... et en général multiple lorsque l'air atmosphérique contiendra simultanément *deux, trois*..... corpuscules morbides de nature différente.

21. 2° Un *germe*, un *infusoire*, un *insecte*, un *végétal*, sont parfaitement définis de leur nature ; mais le *miasme*, dont nous allons nous occuper, que sera-t-il ? — Un corpuscule organique inanimé, ayant fait partie d'un être vivant, que l'on pourra, par la pensée, réduire à l'atome, ou bien seulement à un état de division plus petit que les pores de la peau ou du tissu cellulaire. — Hors de là, le corpuscule sera un agent inerte, un grain de poussière, indifférent à l'économie de l'homme, qui rentrera dans la composition ordinaire de l'air.

22. 5° L'agent morbide est dans des conditions identiques relativement à Pierre et à Paul. Pierre est atteint par la maladie, Paul ne l'est pas. Nous dirons que Pierre a été attaqué à cause de son *aptitude* à recevoir la maladie, et que Paul n'a pas été atteint parce qu'il n'avait pas d'aptitude à recevoir le mal.

Ainsi, l'aptitude au choléra est une prédisposition latente à la maladie, qui ne devient sensible que sous l'influence morbide de l'agent cholérigène. Et, comme il n'y a pas d'attaque sans aptitude, réciproquement, l'aptitude n'existe pas sans l'agent morbide qui la développe. Nous verrons, dans la suite, comment se manifeste chimiquement cette aptitude (65, 4°).

L'observation a fait voir que l'aptitude, nécessairement variable de sa nature, avait une liaison intime avec l'état de santé de l'homme. Toute cause débilitante tend à l'aptitude au choléra. Un état valétudinaire, une nourriture malsaine ou insuffisante, les excès quelconques dans le boire, dans le manger, dans le travail, etc.; les grandes chaleurs, surtout celles humides; la respiration ordinaire d'un air impur, un air chargé d'électricité; une affection morale brusque et fâcheuse, etc., etc., sont autant de causes d'aptitude, dans des mesures et dans des durées diverses, qui, en se combinant entre elles et avec d'autres causes encore, prennent une énergie croissante.

Une cause d'aptitude est une cause *médiate* ou *secondaire* du choléra, dont l'intensité d'ailleurs dépend de sa durée. Il y a donc une cause première du choléra, partout identique à elle-même, et des causes secondaires qui, variant à l'infini, peuvent donner au fléau tous les degrés d'intensité, depuis le simple malaise jusqu'à la mort.

23. 4° Nous appellerons *force vitale*, la force inconnue, mystérieuse due à l'influence de la vie, qui produit entre autres choses la cohésion de tous les éléments du sang pris dans son état normal, dans l'état de santé de l'individu; qui tend à reproduire cette cohésion lorsqu'elle a été troublée par un agent morbide quelconque; et qui expulse ou tend à expulser du sang tout ce qui peut atténuer son état normal.

Ainsi la force vitale est en même temps attractive et répulsive : elle a, comme toutes les forces, pour mesure, l'effet sensible qu'elle produit : *le degré de la santé*.

24. 5° Nous appellerons *force morbide* une force produite par l'agent cholérigène, perturbatrice de l'état normal du sang, qui tend à en rompre l'équilibre, plus ou moins stable, à en dissocier les éléments.

Cette force, antagoniste de la force vitale, a pour mesure *l'intensité de l'attaque qu'elle produit*.

25. Mesure des forces morbides et vitales. — Soient P la population d'une localité, et M le nombre de ses décès cholériques dans une invasion du fléau.

$\frac{P}{M} = p$, sera la portion de la population qui aura fourni *un* décès.

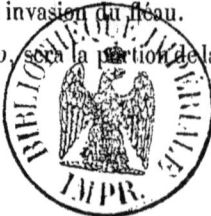

Soient de plus : c le nombre des individus appartenant à p qui ont été atteints de la cholérine ;

C le nombre des individus de p qui ont été atteints du choléra ;

C' le nombre des mêmes individus ayant atteint la période de cyanose.

$\frac{1}{p}$ sera, pour un individu bien portant, la chance absolue de mort ou *fâcheuse*, et il y aura $(p\text{-}1)$ contre 1 à parier qu'il ne succombera pas à une attaque.

$\frac{1}{c}$ sera la chance fâcheuse pour un individu atteint de la cholérine, et *il* y aura $(c\text{-}1)$ contre 1 à parier pour la guérison.

$\frac{1}{C}$ sera la chance fâcheuse pour un individu atteint du choléra, et il y aura $(C\text{-}1)$ contre 1 à parier pour la guérison.

$\frac{1}{C'}$ sera la chance fâcheuse pour un individu atteint de la cyanose, et il y aura $(C'\text{-}1)$ contre 1 à parier pour la guérison.

Les nombres c, C, C', sont des nombres sinon constants dans toutes les invasions, du moins très-peu variables autour de moyennes que l'observation peut dès maintenant déterminer. Il n'en est pas de même du nombre p qui, variant d'une manière très-saccadée dans les diverses invasions dont il mesure l'intensité, — il a été à Châtillon en 1852, 49 et 54 représenté par les nombres proportionnels 2, 1, 4, — est peu susceptible actuellement d'une détermination moyenne à *priori*.

Les *forces morbides,* devenant sensibles seulement à l'origine de la cholérine, sont *mesurées* par les nombres :

$$\left. \begin{array}{l} \frac{1}{c} \quad \text{pour la cholérine ;} \\ \frac{1}{C} \quad \text{pour le choléra ;} \\ \frac{1}{C'} \quad \text{pour la cyanose ;} \end{array} \right\} \quad (1)$$

l'état de santé parfaite étant représenté par l'*unité.*

Les *forces vitales* sont mesurées par les nombres :

$\dfrac{c\text{-}1}{c}$ pour la cholérine ; $\left.\begin{array}{c}\\[2.2em]\end{array}\right\}$ (2)

$\dfrac{C\text{-}1}{C}$ pour le choléra ;

$\dfrac{C'\text{-}1}{C'}$ pour la cyanose.

Pour un instant donné de la maladie, la somme des forces morbides et vitales correspondantes étant *constante* et égale à l'*unité*, ces deux forces sont *compléments* l'une de l'autre.

26. PRONOSTICS. — Les nombres (1) et (2) représenteront encore les *pronostics numériques absolus* de la maladie. Les premiers seront des pronostics *fâcheux*; les seconds seront *favorables*. Leur somme, à un instant donné, étant constamment égale à l'*unité*, ces deux pronostics sont *compléments* l'un de l'autre.

Les lois des probabilités montrent encore que pour un individu sain :

Il y aura (p-c) contre c à parier qu'il n'aura pas la cholérine.

Il y aura (p-C) contre C à parier qu'il n'aura pas le choléra.

Il y aura (p-C') contre C' à parier qu'il ne sera pas atteint de la cyanose.

Que pour un individu atteint de la cholérine :

Il y aura (c-C) contre C à parier qu'il n'aura pas le choléra.

Il y aura (c-C') contre C' à parier qu'il ne sera pas atteint de la cyanose.

Que pour un individu atteint du choléra :

Il y aura (C-C') contre C' à parier qu'il ne sera pas atteint de la cyanose.

En renversant ces nombres, qui marquent des *pronostics relatifs*, on aura les probabilités réciproques.

27. COURBE CHOLÉRIQUE. — 1° Maintenant, de même que l'on peut tracer une courbe des probabilités de la vie humaine pour tous les âges, en prenant pour l'axe des âges celui des abscisses, et pour l'axe des probabilités de vie ([1]), celui des ordonnées; de même on

_____

(1) Voyez, dans l'Annuaire du bureau des longitudes, les Tables de Duvillard, etc.

peut tracer une *courbe des pronostics* pour tous les instants de la maladie de Pierre, en prenant pour l'axe des temps, celui des abscisses, et pour l'axe des pronostics celui des γ, l'origine des coordonnées correspondant à l'origine du mal.

· Les pronostics ayant la même mesure que les forces morbides, la courbe cholérique sera encore une *courbe des forces morbides*.

Faisons, pour fixer les idées :

$$c = 10. \quad C = 3. \quad C' = 2.$$

Ces nombres sont, à peu près, ceux qui se sont produits à Châtillon, dans les trois invasions.

Prenons, pour système d'axes [Fig. 1re], les coordonnées rectangulaires OX et OY; le jour étant l'unité de temps.

Faisons de plus, en décuplant l'unité des forces morbides, ce qui est arbitraire,

$$OM = 10. \quad OS = 1. \quad OK = 5,5. \quad OL = 5.$$

Si par les points S, K, L, M, on mène des parallèles à l'axe OX, le mal quittant l'état latent, qui correspond à la phase prodromique ou d'incubation, pour devenir sensible à l'origine de la diarrhée cet instant correspondra à l'origine des xy.

La zône comprise entre les deux parallèles OX et Ss correspondra à la *phase diarrhéique*.

La zône comprise entre Ss et Kk correspondra à la *phase phlegmorrhagique*.

La zône comprise entre Kk et Ll correspondra à la *phase de cyanose*.

Enfin la zône comprise entre Ll et Mm correspondra à la *phase d'asphyxie*.

Dans cette courbe l'ordonnée maximum, qui correspondra à la mort, sera représentée par $OM = 10$.

28. 2° Si au lieu de prendre pour axe des abscisses ou des temps la ligne OX, on prend la ligne Ll, qui correspond à l'origine de la

phase d'asphyxie, où les pronostics de vie et de mort sont égaux, les ordonnées positives, comptées au-dessus de L*l*, représenteront les *résultantes vitales*, et celles négatives représenteront les *résultantes morbides*.

Lorsque la résultante sera *nulle* la courbe *coupera* ou *touchera* l'axe L*l*.

29. PRINCIPES. — I. *Si un corpuscule quelconque, voltigeant dans l'atmosphère, est soluble dans le mucus de la trachée-artère, mis en contact avec ses parois, il sera dissous par ce mucus, absorbé par le sang et lancé ainsi dans le torrent de la circulation.*

En effet, que devient le mucus de la trachée-artère? Il doit nécessairement se renouveler comme tous les liquides de l'économie. Or la partie de son eau qui s'exhale en vapeur, dans l'acte de l'expiration, est reproduite, comme celle qui s'exhale en vapeur par la peau, au moyen de la circulation du sang; le surplus du mucus est alternativement exhalé et absorbé, à travers la muqueuse de la trachée, comme tous les autres liquides de l'organisme.

Ainsi un corpuscule quelconque, voltigeant dans l'air, et qui sera dissous par le mucus de la trachée, sera absorbé par le sang et lancé dans le torrent de la circulation [1].

Ce corpuscule sera donc un *miasme* (21).

30. II. *Si un corpuscule voltigeant dans l'air est plus petit que*

---

[1] Ce principe fondamental tire une vérification du passage suivant du livre de *Cousin Despréaux : Leçons de la nature, tome 3, p.* 77.

« Les parties odorantes, après avoir fait leur impression sur les houppes ner-
« veuses de la membrane pituitaire, se mêlent-elles avec les liqueurs qui sont
« dans les routes de la circulation? On a quantité d'exemples de personnes
« assez violemment purgées pour avoir *respiré* les parties volatiles de certaines
« matières qu'elles pilaient, ou même pour avoir respiré l'odeur d'une potion
« purgative. Quelques auteurs rapportent que d'autres ont vécu plusieurs jours
« sans prendre de nourriture, et seulement en respirant des odeurs. Peut-être
« faut-il attribuer cet effet à l'introduction de ces émanations subtiles dans les
« vésicules du poumon, où elles se mêlent avec le sang. »

*les pores de la peau, mis en contact avec la peau il sera absorbé et
lancé ainsi dans la circulation.*

Car ce corpuscule, mêlé aux molécules de l'air, sera entraîné
dans le sang, avec l'air atmosphérique, soit par la respiration cu-
tanée, soit par la respiration pulmonaire, soit avec le mucus des
voies aériennes.

Donc, etc.

De plus ce corpuscule sera un miasme.

31. COROLLAIRES. — I. Il suit immédiatement de ces deux principes que, dans le premier cas, le contact de l'agent morbide avec
l'homme aura lieu par les voies respiratoires; et que, dans le second
cas, le contact aura lieu par toute la surface du corps.

32. II. Concevons une flaque d'eau stagnante, contenant des
matières organiques en putréfaction : elle sera remplie d'infusoires
qui y accompliront leur vie éphémère. Les restes, non encore dissous, de ces animalcules ainsi que les germes moins denses que l'eau
se porteront à sa surface, et seront entraînés, par les vapeurs qui s'y
formeront, dans l'atmosphère en tout ou en partie, en quantité
d'autant plus grande que l'air sera plus sec et plus agité, et que la
vapeur engendrée sera plus élastique : c'est-à-dire que la température sera plus élevée. Ces corpuscules, d'abord adhérents à la vapeur
à cause de leur humidité, se dessècheront, abandonneront la vapeur
qui d'ailleurs se condensera bientôt, et demeureront ainsi en suspension dans l'atmosphère. Si la flaque d'eau tarit, le sol se couvrira de
ces germes et de ces infusoires morts et desséchés, qui seront alors
charriés dans l'air par les vents. C'est ainsi que l'air atmosphérique
se remplit, par milliards de milliards, de corpuscules microscopiques
de toute nature, de germes d'une telle ténuité que la tête d'une
épingle égale en volume des millions de fois l'un d'eux (¹), et ces
germes se développent toutes les fois qu'ils sont placés dans les

_____

(1) Il est de ces germes qui sont plus petits que l s globules du sang humain,
dont le diamètre est de $\frac{1}{125}$ de millimètre.

circonstances d'humidité ,. de température , etc., nécessaires à leur incubation et à la nutrition des animalcules éclos. Ainsi, par exemple, ils se développeront dans l'eau même qui les aura produits, et dans toute autre de même nature, toutes les fois que les conditions nécessaires seront satisfaites.

Ces corpuscules, qui remplissent l'atmosphère, deviennent sensibles , et on les voit voltiger par myriades dans un faisceau de lumière solaire pénétrant dans une chambre obscure, par une ouverture pratiquée au volet de l'appartement. Ils se déposent, sous forme de poussière, sur les parois de l'enceinte et sur tous les corps qui s'y trouvent, pour rentrer dans l'air à la moindre agitation de ce fluide. Si les germes qui y sont contenus rencontrent une substance réunissant les conditions d'incubation et de nutrition , ils y écloront et s'y développeront comme les anguilles de pâte sur la colle humide. Une expérience directe d'un naturaliste allemand ne laisse aucun doute sur cette conclusion générale.

Ce savant fit bouillir du foin dans un flacon; il l'exposa à la chaleur modérée du soleil, et y fit arriver de l'air continuellement renouvelé, mais tamisé en traversant de l'acide sulfurique et une dissolution concentrée de potasse , deux corps qui , d'après leurs propriétés connues, devaient retenir à leur passage toute molécule animale ou végétale qui aurait pu être portée par l'air dans l'intérieur du flacon. Or, le résulat fut que, pendant trois mois que dura l'expérience, il ne s'y développa absolument rien , tandis qu'un flacon de la même infusion, qui avait été préparé de la même manière et placé *ouvert* sur la même fenêtre, à côté du premier, se remplit, en moins de huit jours, de tous les animalcules que l'on a coutume d'observer dans ces sortes de préparations.

Par un ciel pur et par un air calme, la couche supérieure d'une eau dormante s'échauffera, sous l'influence des rayons solaires, plus que les couches inférieures, à cause du peu de conductibilité des liquides pour le calorique , et restera ainsi échauffée à la surface par la loi des densités. Cette couche, contenant tous les germes de la masse liquide moins denses que l'eau et d'autres

germes déposés par l'air, deviendra un foyer d'incubation où pullu-
leront des infusoires naissants de toutes sortes, lequel sera d'autant
plus actif que la température sera plus élevée.

L'activité productrice ou morbide de ce foyer sera maximum
lorsque la masse liquide aura une épaisseur minimum, c'est-à-dire
à l'instant où les eaux tariront, qui correspond aux chaleurs
caniculaires, parce qu'à cet instant la masse liquide prendra la
température de la couche supérieure avec laquelle elle se confon-
dra, et tous les infusoires contenus dans les eaux, ainsi que
leurs germes, se seront concentrés dans cette couche limoneuse
qui deviendra la surface du sol. Jusque-là, les infusoires et les
germes auront été introduits dans l'air par l'évaporation des eaux ;
mais à partir de ce moment, ils y seront charriés par les vents
dans un état de dessiccation plus ou moins grand, et plus ou
moins altérés par le temps.

Telle est, nous le répétons, l'origine des corpuscules paludéens
voltigeant dans l'air, lesquels varient d'ailleurs en nature et en
quantité avec la nature de l'eau, la température du foyer d'incubation, et l'état hygrométrique et d'agitation de l'air. Pendant les
grandes chaleurs de l'été, la température de ce foyer peut très-bien
s'élever à celle du corps humain, 57°. Or, cette température, qui
fait en quelque sorte passer accidentellement un tel foyer sous la
zône torride, où tout ce qui est malfaisant dans les climats tempérés
semble s'envenimer aux ardeurs du soleil, ne nous expliquerait-
elle pas la malignité des corpuscules produits sous son influence ([1]) ?

53. Maintenant, 1° quand les *corpuscules* paludéens introduits
dans l'air seront solubles en tout ou en partie dans le mucus de la
trachée-artère, mis en contact, par la respiration, avec les parois de

---

(1) Un malheur, arrivé tout récemment, nous montre combien cette malignité est parfois dangereuse. Le n° du   mai, du journal *Le Pays*, nous
apprend qu'un employé du ministère des affaires étrangères, chargé de mettre
en ordre des papiers venus de nos colonies, a été piqué par une mouche trans-
portée, peut-être en germe, avec ces papiers, et qu'il est mort vingt heures
après, des suites de cette piqûre empoisonnée.

cette trachée, leur partie soluble sera, comme miasme, d'après le premier principe, lancée dans le torrent de la circulation; sinon ces corpuscules seront expirés comme des grains de poussière.

Le corpuscule paludéen est donc une sorte de gangue du miasme paludéen *pur*, lorsque ce miasme existe. Dans ce cas, le corpuscule est un miasme *brut*.

54. 2° Lorsque les *germes* paludéens respirés seront moins petits que les pores de la peau, ils seront généralement rendus au monde extérieur par l'expiration; à moins que la température de leur incubation ne soit celle de *la trachée-artère, 37°, laquelle est ainsi un foyer d'incubation de tous les germes voltigeant dans l'air, qui éclosent à la température du corps humain.*

55. 5° Lorsque ces germes seront plus petits que les pores de la peau, ils seront, d'après le second principe, introduits dans le *sang, lequel est ainsi un foyer d'incubation de tous les germes plus petits que les pores de la peau, voltigeant dans l'air, et qui éclosent à la température du corps humain.*

Nous verrons plus loin (44, 64) ce que deviennent ces germes, après leur éclosion sur la trachée-artère et dans le sang de l'homme.

56. III. *Toute maladie donnant lieu à des émanations malfaisantes de la part de Pierre, engendrera une atmosphère méphitique qui agira sur tous les individus placés dans sa sphère d'action, et, en premier lieu, sur Pierre.*

En effet, tout corpuscule introduit dans l'atmosphère par ces émanations proviendra soit de la transpiration insensible de Pierre, soit de l'évaporation de ses sueurs ou de ses déjections. Ces corpuscules, expulsés du sang, comme malfaisants, par la force vitale (25) auront traversé tout l'organisme du malade, ainsi que les pores de sa peau, pour arriver à la surface de son corps. Là, ils entreront dans l'air mêlés aux vapeurs produites par Pierre; ils cesseront bientôt d'y adhérer et demeureront en supension dans l'atmosphère. Ces corpuscules, se trouvant ainsi dans les conditions du second principe, seront des *miasmes purs* entraînés dans le sang de Paul, placé dans l'atmosphère méphitique de Pierre.

57. 1° Si Paul reste à une distance constante de Pierre, foyer d'é-
manations, en supposant ce foyer d'une activité constante, Paul
inspirera un nombre de miasmes proportionnels à la durée de son
action.

2° Chaque miasme inspiré par Paul étant une cause morbide *élé-*
mentaire, la cause morbide *intégrale* agissant sur lui, et due aux
émanations de Pierre, sera représentée par la somme de tous les
miasmes par lui inspirés.

Cette cause intégrale produira une force morbide *nulle*, si, par
l'*inertie* (21) des miasmes sur Paul, elle est insuffisante à créer chez
lui une aptitude à la maladie de Pierre.

La force morbide engendrée serait maximum et proportionnelle
à la cause intégrale, si Paul était apte (22) à recevoir la maladie
de Pierre.

La force morbide sera comprise entre ces deux limites, si une partie des miasmes inspirés par Paul a dû être employée à créer, chez
lui, l'aptitude à la maladie de Pierre.

3° En même temps que Paul éprouvera les effets morbides dus
aux miasmes émanés du corps de Pierre, Pierre lui-même en sera
personnellement affecté par sa respiration, et dans une mesure qui
sera aussi proportionnelle au nombre des miasmes inspirés, lequel
nombre sera lui-même proportionnel au temps.

Si Pierre et Paul sont tous les deux malades, et s'ils sont placés
dans la sphère morbide l'un de l'autre, ils agiront réciproquement
l'un sur l'autre.

Si Paul, en état de santé, se trouve dans l'atmosphère méphitique
de plusieurs malades, placés eux-mêmes dans la sphère d'action les
uns des autres, la force morbide, qui agira sur Paul, sera égale à
la somme des forces morbides dont il sera affecté, relativement à
chacun des malades : ces derniers subiront eux-mêmes l'influence
d'une force analogue.

38. *Nota.* On conçoit que les nombres dont il s'agit dans ce
corollaire sont indiqués seulement pour jeter, autant que possible,
quelque jour sur le *mouvement* de l'agent morbide, sur la *mesure*

de son énergie, sans prétendre aucunement à leur détermination, laquelle est impossible.

39. Après avoir ainsi établi nos définitions, nos principes et leurs corollaires généraux, dont l'ensemble constitue une sorte de *Dynamique* de l'épidémie, nous allons reprendre notre discussion.

Ire Hypothèse. — L'agent morbide est le germe d'un vibrion parasite de l'homme.

Nous ferons remarquer d'abord que cette hypothèse est, ainsi que l'exige la question, indépendante du temps, des lieux, du sexe, de l'âge et du tempérament, puisque la température moyenne du corps humain, 37°, à laquelle a lieu le développement des germes, est la même pour tous les points du globe, dans toutes les saisons, quels que soient d'ailleurs le sexe, l'âge et le tempérament. De plus, l'agent morbide, le *germe* considéré, étant partout et toujours identique à lui-même, doit affecter tout le monde, partout et toujours, d'une manière identique.

Maintenant il peut se présenter deux cas :

Ou les germes seront *moins petits* que les pores de la peau (34).

Ou ils seront *plus petits* que ces pores (35).

Premier cas. — *Les germes sont moins petits que les pores de la peau.*

Deux circonstances se rattachent à ce cas :

Ou Pierre est *inepte* au choléra,

Ou il est *apte* au choléra.

40. Pierre, *inepte* au choléra, a respiré un germe cholérigène qui a éclos sur sa trachée ; — il aurait pu en être rejeté par l'expiration, — son inaptitude au choléra n'a pas permis au vibrion d'y vivre, de s'y développer, faute de nourriture, et il est mort en naissant.

Si le corps de ce vibrion mort n'est point dissous par le mucus, il sera rejeté par l'expiration, et Pierre n'en ressentira aucune atteinte.

Si, dissous par le mucus, ce corpuscule est introduit dans la circulation, son action délétère, nécessairement moindre que si le vibrion
eût vécu, sera, à *fortiori*, sans effet sur le sang, lequel expulsera le
miasme inerte par les émonctoires. Alors Pierre en éprouvera tout
naturellement un certain *malaise*.

Cette circonstance nous fait remarquer que les germes cholérigènes sont détruits, en partie, par la respiration de tous les animaux à sang chaud qui sont sans aptitude au choléra.

41. Marche individuelle du choléra (5). — 1° Pierre, *apte* au choléra, a respiré et retenu deux germes, mâle et femelle, ou hermaphro-
dites ; ces deux germes, quels que soient d'ailleurs leurs âges, sont
dans les conditions voulues pour l'incubation et le développement. Ils
occupent, sur la paroi de sa trachée-artère, deux positions très-
voisines l'une de l'autre. A l'expiration du temps nécessaire, les deux
vibrions naissent ; ils vivent soit de matières animales excrétées par
le sang et contenues dans le mucus, soit de particules animales plus
ou moins solubles dans le mucus, et mêlées aux germes dans l'air
atmosphérique (52, 46); ils reproduisent des œufs et meurent. Tout
cela, dans un temps très-court, d'après l'analogie tirée de l'existence des infusoires en général.

Les excrétions de ces vibrions, ainsi que leurs restes délétères
dissous, d'après le premier principe (29), dans le mucus de la trachée, comme miasmes bruts, sont lancés, en partie, par absorption dans le torrent de la circulation, en même temps que les
germes qu'ils ont déposés sur la trachée deviennent eux-mêmes vibrions, lesquels se développent, se reproduisent, meurent et sont
absorbés comme les précédents.

La phase prodromique, pendant laquelle le mal est à l'état latent,
menaçant, s'est ainsi accomplie, et Pierre entre dans la phase
diarrhéique.

A cet instant le mal devient sensible, la médecine intervient; elle
prête à la force vitale une force *sanitaire* pour résister ensemble
aux attaques de l'agent morbide; la résultante cède moins à cet

agent ; les vibrions continuent de se multiplier et d'accomplir leur existence parasite comme dans la première phase du mal.

Si, à la fin de la deuxième phase, l'aptitude de Pierre à recevoir le mal est épuisée, est *saturée*, la force vitale deviendra prépondérante et le mal s'arrêtera. Les germes existant dans les voies aériennes seront rejetés, en tout ou en partie, au-dehors par l'expiration, et les miasmes subsistant dans le sang deviendront inertes. Dans le cas contraire le mal persistera et les phases subséquentes de la période algide s'accompliront, c'est-à-dire que les phases phlegmorrhagique, de cyanose et d'asphyxie se produiront successivement.

42. 2° Les accidents caractéristiques (5) de la troisième phase : la voix cholérique ([1]), la surdité, les cercles bleuâtres autour des yeux, l'inflammation des voies respiratoires ; ceux de la quatrième phase : la mauvaise odeur de l'haleine, la coagulation du sang, etc., pourraient s'expliquer par la théorie.

L'altération de la voix ne serait-elle pas due à l'existence des vibrions sur les parois de la trachée-artère et du larynx, lesquels atténuant les vibrations de ces parois, lors de la production de la voix, donneraient lieu à cette altération ?

La surdité ne s'expliquerait-elle pas par l'introduction des germes dans les Trompes d'Eustache, et par leur éclosion sur les parois de l'oreille interne ?

Les cercles bleuâtres autour des yeux ne seraient-ils pas dus à l'action des vibrions éclos et morts dans les replis des paupières, dissous par le liquide qui les lubrifie, et entraînés ainsi dans le sang ? L'abattement des yeux n'aurait-il pas la même cause ?

L'inflammation des voies respiratoires s'expliquerait de la même manière. En effet, dans cette troisième phase de la maladie où la lutte suprême est engagée entre la vie et la mort, où les deux forces antagonistes agissent avec toute leur énergie, cette chaleur brûlante que le malade ressent dans la poitrine, et qui provoque chez lui une soif inextinguible, ne serait-elle pas due au nombre et à la vitalité

---

(1) Bouillaud.

des vibrions qui, à cet instant de la maladie, sont à leur maximum? Ne serait-elle pas due, en même temps, à la consommation du mucus des voies respiratoires par les vibrions dont ce mucus est une partie de l'aliment, et au dessèchement des parois de ces voies qui doit s'ensuivre?

La mauvaise odeur de l'haleine ne serait-elle pas due aux corpuscules des vibrions en putréfaction, non solubles dans le mucus, que la vapeur d'eau expirée entraîne dans l'atmosphère?

La coagulation du sang ne s'expliquerait-elle pas par la substitution totale ou partielle, dans le serum, de la dissolution délétère du mucus à la place de la fibrine? Ainsi séparée du serum la fibrine coagulerait le sang; le serum dégagé de la fibrine et contenant l'agent morbide, soit en dissolution, soit en suspension à l'état de composé chimique, serait expulsé du sang en sueurs et en déjections.

L'asphyxie, probablement due à l'altération du sang qui dissout moins d'oxygène que dans son état normal, ne serait-elle pas aggravée par une partie des excrétions et des corps des vibrions, laquelle n'étant ni absorbée par le sang, ni rejetée au-dehors par l'expiration, obstruerait les cellules pulmonaires où elle serait descendue, entraînée par le courant qui porte le mucus vers les cellules [1].

Dans cette phase d'asphyxie, l'air expiré par le malade contient moins d'acide carbonique qu'à l'ordinaire; or les infusoires décomposent l'acide carbonique de l'air, pris en dissolution par l'eau où ils vivent, pour s'emparer du carbone de cet acide. N'en serait-il pas de même ici pour nos vibrions?

43. 5° On voit tout de suite que si Pierre, au lieu d'éprouver une attaque *lente* et successive, comme celle que nous venons de supposer, et par conséquent facile à détruire par les règles les plus simples de l'hygiène, a respiré et développé, par suite de sa grande aptitude au choléra, un nombre considérable de germes dans un temps très-court, les phases de la période algide pourront se succéder si

(1) Milne Edwards.

rapidement, que les secours de la médecine soient impuissants. Alors le cas sera *foudroyant*.

Si, dans les deux cas de choléra que nous venons de considérer, la quantité de liquide délétère ou de poison absorbée par le sang, était la même, il y aurait, quant aux effets relatifs produits sur Pierre, un rapport analogue à celui qui existerait entre les effets de deux poids égaux de poudre identique brûlée, l'un sous la forme d'une traînée plus ou moins longue, l'autre sous la forme d'une masse sphérique.

Dans la première attaque, la force morbide agit comme force *infiniment petite*, mais *continue*, et l'empoisonnement est *continu*. Dans la seconde attaque, elle agit comme force *finie* mais *instantanée*, et l'empoisonnement est *instantané*, de même que l'empoisonnement par les cantharides, par le venin d'un serpent, etc., etc.

44. Dans l'acte de la respiration, les parois des fosses nasales, du pharynx, de la cavité buccale, se tapisseront, comme la trachée-artère, de germes cholérigènes. Ces germes descendront, en tout ou en partie, dans l'estomac avec la salive, soit avant, soit pendant, soit après leur développement et aideront à jeter la perturbation dans les voies digestives.

45. 4° La fig. 2, indique *la marche du choléra chez Pierre* dans le premier cas.

OX représentant l'axe des temps, à l'ordonnée maximum $a'b$ correspondra la force morbide maximum qui aura agi dans la maladie.

Si L*l* représente l'axe des abscisses ou des temps, l'ordonnée ab correspondra à la résultante vitale minimum (28).

La fig. 5, représente la marche du choléra dans le second cas.

Entre les deux cas extrêmes dont nous venons de tracer les courbes, il y en aura une infinité de tous les degrés intermédiaires.

On conçoit que, dans certains cas, la courbe présentera des points singuliers.

Ainsi, dans la fig. 4, le point *maximum* b indiquera que, après un état morbide à peu près stationnaire, il y a eu un mieux prononcé; et le point de *rebroussement* a indiquera que, après ce mieux persistant, le malade a éprouvé une rechute brusque à laquelle il a succombé.

46. Marche locale du choléra (2). — Nous venons de considérer la marche du mal chez Pierre; suivons maintenant sa marche *autour* de lui.

1° Nous supposerons l'*air en repos*.

Pendant la phase d'incubation, Pierre a éprouvé un certain malaise : l'effet s'est concentré en général dans son intérieur. Dans la deuxième phase, des germes, provenant de la multiplication des vibrions, agglomérés sur la partie des parois de la trachée artère qu'ils occupent; des particules de vibrions en putréfaction se seront répandus dans l'air, soit isolément, soit par petits groupes, entraînés par les vapeurs de l'*exhalation* du malade. Alors il commencera à se former autour de Pierre une *atmosphère cholérigène*, un *air cholérigène*, chargé de corpuscules putrides exhalés en même temps que les germes, et devant contribuer à leur développement.

De plus, pendant cette phase, les *sueurs* et les *déjections* spoliatrices du malade rempliront, par évaporation, son appartement de miasmes malfaisants, excrétés, repoussés violemment de l'organisme. Les germes et les particules des vibrions morts par lui exhalés se multiplieront, et l'atmosphère cholérigène, qui se chargera ainsi de miasmes méphitiques, *rare* d'abord, c'est-à-dire contenant un petit nombre de germes dans un volume donné d'air, prendra peu à peu de la *densité*.

Ainsi, l'atmosphère cholérigène sera un mélange de deux atmosphères différentes :

D'une atmosphère *morbide*, contenant les germes cholérigènes et des miasmes bruts (55) toxiques, ou particules de vibrions, semi-solubles dans le mucus de la trachée.

Et d'une atmosphère *méphitique* (56), contenant les miasmes malfaisants ([1]).

---

(1) M. Ferrand, médecin à Châtillon, m'a dit, en 1849, qu'un individu de Poinçon, (arrondissement de Châtillon), d'environ 40 ans, taille de $1^m 70$, pe-

L'atmosphère cholérigène, prédisposante pour Paul, sera compliquante pour Pierre, qui sera soumis à son action incessante jusqu'à saturation de son aptitude, ou jusqu'à sa mort (57).

Les effets qui se sont produits dans la deuxième phase se continuant pendant les troisième et quatrième, l'atmosphère cholérigène atteindra, autour de Pierre, son *maximum de densité*.

Il est facile de voir maintenant que cette atmosphère s'étendra de proche en proche dans tous les sens, en diminuant rapidement de densité au fur et à mesure qu'elle s'éloignera de Pierre qui est son *centre*. Toutefois, les miasmes et les germes qui la composent étant plus denses que les molécules d'air qu'ils déplacent, voltigeront dans l'atmosphère, mais en tendant incessament, en vertu de la pesanteur, à tomber sur le sol; d'où il suit que le nuage cholérigène s'étendra moins en hauteur que dans les autres dimensions.

47. 2° Nous avons supposé l'air en repos. Prenons-le dans son état de *mouvement* ordinaire.

Les courants qui l'agitent tendront sans cesse à modifier la marche de l'atmosphère cholérigène développée autour de Pierre. Ainsi, tandis que cette atmosphère se sera introduite chez Jean et Edme ses voisins de droite et de gauche, elle aura pu ne pas pénétrer chez Louis son voisin d'en face, à cause du courant d'air existant dans la rue, lequel aura entraîné avec lui, en la raréfiant, la portion de cette atmosphère qui y est entrée.

---

sant de 75 à 80 kilog. lorsqu'il a été attaqué, n'était plus qu'un squelette à sa mort, survenue 8 heures après; trois selles et un vomissement constituaient toutes ses déjections; il n'y avait point eu de sueurs. Ainsi, il avait perdu, dans une transpiration insensible de quelques heures, plus de 12 kilog. de son poids. Or, 12 kilog. de vapeur d'eau, saturant un air de 20° de température, par exemple, occupent, d'après les lois de l'hygrométrie, un volume de 900^m cubes à 17^{mm} de tension.

Pendant les huit heures que son attaque a duré, le malade a expiré environ 4^m cubes de gaz chargé de vapeurs à une tension moyenne de 40^{mm} en tenant compte du refroidissement de l'haleine; ce qui donne environ 10^m cubes à 17^{mm} pour l'atmosphère morbide qui, mêlée aux 900^m cubes d'atmosphère méphitique, a formé l'atmosphère cholérigène produite par le cholérique.

Si Jean a une maison bien aérée, la portion du nuage cholérigène qui l'aura envahie pourra être expulsée par l'aérage, et cette maison établira ainsi une solution de continuité dans l'atmosphère cholérigène.

Les maisons vidées par le choléra s'expliquent très-bien par une aptitude résultant et de circonstances prédisposantes au mal, communes à toute une famille, et d'une atmosphère cholérigène, de densité croissant en raison du nombre des malades (57), et *enveloppant incessamment* les habitants de ces maisons pendant toute la durée de la maladie des personnes attaquées. Les quartiers de rue atteints du même côté, avec ou sans discontinuité, s'expliquent par l'extension de proche en proche de l'atmosphère cholérigène. Le mal se déclarant en même temps sur plusieurs points d'une localité, s'explique par les courants aériens, par la circulation des individus.

48. En général, dans une localité envahie par le fléau, les aptitudes préexistantes subiront les premières attaques; la multiplication des cas augmentera la densité de l'atmosphère cholérigène, laquelle agira avec d'autant plus d'énergie sur les populations, ce qui aggravera l'intensité des cas existants en en créant de nouveaux. Il en sera ainsi pendant toute la période croissante du mal, qui atteindra son *maximum* lorsque le nombre journalier des aptitudes créées aura lui-même atteint son maximum. A partir de cet instant, le mal décroîtra peu à peu jusqu'à ce que les aptitudes cessent de se produire, et jusqu'à la mort ou à la guérison des cholériques. Ensuite il disparaîtra.

On voit donc que l'*intensité du fléau,* à un instant et dans un lieu donnés, *est en raison composée du nombre des malades,* qui sont autant de sources cholérigènes, et *de la densité de l'atmosphère cholérigène,* laquelle donne la mesure aux attaques.

Il suit de là que dans deux maisons données, de même grandeur ou volume, et qui contiendront des nombres de malades différents, les atmosphères cholérigènes auront des densités qui seront en raison directe des nombres de malades. Et que dans deux maisons de volume inégal, et contenant des nombres égaux de malades, ces atmosphères auront des densités qui seront en raison inverse des volumes des maisons.

La première de ces remarques nous explique le danger d'une agglomération de malades dans un petit espace, et pour les personnes saines, et pour les malades eux-mêmes (56, 57).

49. 3° Tout ce qui précède se rapporte à la reproduction du choléra par l'homme; mais (52) les flaques d'eau croupissante; les eaux stagnantes, marécageuses, chargées de matières organiques en putréfaction; les végétaux ou plus généralement les matières organiques humides et en décomposition, soumises aux ardeurs desséchantes du soleil, développeront et multiplieront les germes cholérigènes qui viendront s'y déposer pour rentrer dans l'atmosphère, par évaporation, avec des vibrions morts. Les vents en charrieront dans l'air lorsque les eaux seront taries, lorsque les matières organiques en putréfaction seront desséchées; et ces circonstances, en donnant lieu à un second mode de reproduction du choléra, augmenteront la densité de l'astmosphère cholérigène d'une localité, proportionnellement à la surface des eaux stagnantes, et à la surface des végétaux humides en décomposition.

50. 4° *La courbe cholérique d'une localité*, si l'on veut tenir compte de toutes les affections simultanées, mortelles ou non, se construira en conservant l'axe des abscisses ou des temps de la courbe des forces morbides (27), et en prenant pour ordonnées, à un certain moment, la somme des ordonnées, à cet instant, de toutes les courbes particulières des forces morbides de la localité.

Si l'on ne veut tenir compte que des cas mortels, on aura la ligne brisée dont on fait usage.

On pourra très-bien construire les deux lignes avec le même système d'axes [fig. 5]; toutefois, comme l'unité de l'ordonnée est arbitraire, on pourrait ici prendre le cas mortel pour unité, ce qui reviendrait à réduire au dixième les ordonnées de chaque courbe des forces morbides.

La courbe d'une localité commencera en O, à l'origine des axes, et se terminera sur l'axe des abscisses, en *s*.

L'ordonnée maximum *ik* correspondra à l'*instant maximum* du choléra dans la localité. L'ordonnée *d'd* correspondra à la *mortalité maximum.*

Le point *s* correspondra, non pas à la disparition de l'atmosphère cholérigène, laquelle subsistera encore à un état plus ou moins dense, mais bien, ainsi que nous l'avons déjà dit plus haut (48), à la disparition générale des aptitudes et des attaques.

A partir de l'instant correspondant au point *s*, l'atmosphère cho-. lérigène subsistante sera'peu à peu dispersée par les vents , par les pluies qui entraîneront une partie des germes dans les rivières : elle se raréfiera ainsi et au moyen de la destruction des germes respirés par tous les animaux (40), jusqu'à ce que l'air redevienne pur.

Si Pierre a été guéri de son attaque, sans que son aptitude ait disparu complètement , sans qu'elle ait été saturée, il pourra, pendant la raréfaction de l'atmosphère cholérigène , éprouver une rechute.

Si, pendant cette raréfaction, l'inaptitude de Paul, s'est transformée, par une cause quelconque, en aptitude', Paul sera susceptible d'éprouver une attaque de choléra. Il y aura, dans la localité , recrudescence du fléau, si le phénomène se produit sur plusieurs.

51. 5° La marche de proche en proche de l'atmosphère cholérigène ; les courants aériens dépendant des accidents , de la température, du degré de sécheresse ou d'humidité des diverses parties du sol ; les vents ; la circulation des individus , etc., nous montrent *comment le choléra passe d'une localité à une localité voisine.*

Les vents entraîneront l'atmosphère cholérigène d'un lieu donné en la raréfiant rapidement avec les distances ; mais si une tempête l'enlève et la transporte en masse partielle dans une autre localité, le choléra pourra diminuer dans le premier lieu et envahir le second (1).

---

(1) En juillet 1848, à Jassy et à Constantinople, le choléra a diminué à la suite d'orages répétés et violents. A Vienne, en 1831, il a fait invasion après un grand orage.

Les journaux ont dit et répété que la disparition du choléra, à Varna, avait

52. 6° Les germes dispersés dans l'air y entreront, tout d'abord, en prenant brusquement, en général, sa température ; ils tomberont sur le sol, se déposeront en poussière sur tous les corps; rentreront dans l'atmosphère avec les vapeurs de la terre ou avec les courants aériens ; se déposeront de nouveau sur tous les corps pour rentrer dans l'air encore , et ainsi de suite. Ils subiront l'influence du temps , des circonstances atmosphériques ou autres qui les détruiront en grande partie, et pourront], à de certains intervalles , replacer tout ou partie de ceux subsistant dans des conditions de développement.

53. MARCHE GÉNÉRALE DU CHOLÉRA (1). — Cette marche peut maintenant s'expliquer par les raisons qui précèdent.

1° Le malaise (40, 46) général d'un lieu, jusqu'à l'apparition du choléra, est dû à l'invasion de ce lieu par l'atmosphère cholérigène ([1]) venue d'une localité voisine , rare d'abord , parce que le mal commence à sévir à la source , augmentant ensuite peu à peu de densité à mesure qu'elle avance, parce que sa source dans le voisinage croît en densité avec l'énergie du mal qui y règne, jusqu'à ce qu'enfin l'épidémie éclate avec une intensité dépendant des causes secondaires préexistant dans la localité qu'elle envahit.

54. 2° Le ralentissement du choléra pendant l'hiver est dû d'abord au défaut d'activité morbide (52) provenant du froid, des eaux croupissantes, des végétaux pourris; et ensuite à une dessiccation, à une altération , produite aussi par le froid, des germes voltigeant

---

coïncidé avec l'incendie de cette ville. Or, un vaste incendie, en brûlant l'atmosphère cholérigène , peut très-bien, pour un lieu donné, être assimilé à une tempête qui l'emporte.

(1) Le cas cité précédemment, n° 46 note, nous donne une idée des proportions que peut prendre cette atmosphère. En 1831 , la Hongrie, sur une population de 9 millions et demi d'habitants, a perdu, par le choléra, 250 mille âmes. En supposant que le fléau ait atteint un nombre décuple d'individus, y compris les cas de cholérine, on trouverait facilement que l'atmosphère cholérigène, engendrée dans cette seule contrée, a pu s'élever à plus de deux milliards de mètres cubes !

dans l'air ; altération qui les rend peu propres à l'incubation. En effet, dans cet acte d'incubation, le germe ou l'œuf qui y est soumis doit passer lentement et successivement par tous les degrés de chaleur qui existent entre la température du germe et celle de son éclosion. Or, l'hiver, les germes cholérigènes respirés, déjà atténués par les brusques refroidissements qu'ils ont subis, passent rapidement de la température de l'air où ils voltigent, qui peut être au-dessous de zéro, à celle du corps humain (52).

55. 3° La réapparition du mal au printemps s'explique par la chaleur et par l'humidité de l'atmosphère qui, à cette époque, préparent les germes à l'incubation, en rendant d'ailleurs aux eaux stagnantes, aux végétaux pourris leur activité morbide. Son accroissement d'intensité pendant l'été est dû aux mêmes causes devenues plus énergiques, lesquelles rendent les germes immédiatement propres à l'éclosion.

56. 4° Le soir, par un temps calme et par un ciel pur d'été, le serein entraîne dans sa chute les germes qu'il mouille et condense à mesure qu'il se rapproche du sol. Le maximum de la portée de la vue qui a lieu le matin d'un beau jour, au lever du soleil, nous montre effectivement que la chute du serein pendant la nuit, a dépouillé et purifié l'air, en précipitant à la surface du sol les corpuscules qu'il tenait en suspension et qui en atténuaient la transparence, de même que le blanc d'œuf dépouille le vin trouble en précipitant au fond du vase les corpuscules qui en altèrent la limpidité. Or, cette circonstance ne s'ajouterait-elle pas aux digestions laborieuses, dues au malaise général, pour expliquer les fréquentes attaques de nuit qui ont lieu pendant la durée d'une invasion cholérique ? Ne décèlerait-elle pas aussi nécessairement un dépôt de germes, appartenant à une atmosphère cholérigène donnée, plus nombreux dans les endroits bas et humides où l'air circule lentement que dans les lieux élevés et secs où l'air est agité ? En effet, la file de germes précipités par une goutte de serein est généralement proportionnelle à la longueur de la colonne d'air cholérigéné. Le serein a une intensité relative à l'humidité du sol....

57. 5° Le matin, lorsque les rayons solaires commencent à échauffer la terre humide, il se produit des vapeurs de densité croissant avec la température. Les germes déposés par le serein sur le sol, rentrent dans l'atmosphère, en tout ou en partie, avec ces vapeurs qui peuvent très-bien engendrer des nuées cholérigénées, susceptibles de donner le mal là où elles se résolvent en pluie.

58. 6° Une atmosphère chargée d'électricité favorise l'incubation des germes cholérigènes, comme elle favorise celle de tous les autres germes. De plus, elle alourdit, elle appesantit le corps humain et produit une prostration qui est une véritable atteinte à la force vitale de l'homme. Les éclats de la foudre, par le jeu, auquel ils donnent lieu, des compositions et recompositions saccadées des deux fluides électriques dans toutes les molécules de l'organisme, occasionnent des commotions qui, réunies aux deux autres circonstances, doivent nécessairement concourir, soit à produire le mal, soit à lui donner de l'énergie s'il existe.

Cette conclusion n'infirme en rien ce qui a été dit (51), car on conçoit que si une tempête emporte tout ou partie de l'atmosphère cholérigène d'un lieu où le fléau a atteint son maximum; que si la pluie qui accompagne l'orage entraîne une autre partie des germes dans les rivières, ces circonstances pourront aider à la diminution du nombre des attaques nouvelles, tandis que les phénomènes électriques, mêlés à la tempête, donneront de l'énergie aux attaques préexistantes.

59. 7° La marche du mal, généralement dans la même direction de l'est à l'ouest, s'explique par la marche de l'atmosphère cholérigène qui agit *en avant*, où elle rencontre des populations nouvelles, plus ou moins aptes à recevoir le mal qu'elle porte dans son sein, et non *en arrière* où elle laisse des populations qu'elle a victimées, et chez lesquelles l'aptitude au fléau, ou ne s'est pas produite, ou a disparu, soit par la mort, soit par la guérison des cholériques.

60. 8° Sa marche le long des grandes voies de communication; le long des rivières, des fleuves, s'explique : par l'active circulation des individus; par l'humidité qui couvre incessamment les rives, laquelle, en pourrissant les végétaux morts à la surface du sol, les place à l'aide de la chaleur dans les conditions voulues pour l'incubation des germes cholérigènes dont ils sont couverts (56).

61. Ici se présente tout naturellement la question de *l'origine, du foyer principal* du choléra.

Le choléra voyageur étant endémique dans l'Inde, il faut que des causes secondaires constantes, permanentes, dues à des circonstances locales climatériques, perpétuent dans cette région du globe l'existence de l'atmosphère cholérigène. Or, le climat de l'Inde, où deux saisons seulement, la saison pluvieuse et la saison sèche, se partagent l'année, semble déceler ces causes en nous montrant les germes, généralement maintenus, conservés par l'humidité tiède de ce climat, dans un état propre à l'incubation immédiate ; multipliés par les eaux stagnantes (32) des débordements du Gange, et reproduits dans l'atmosphère ainsi multipliés au moyen de l'évaporation de ces eaux, et ensuite par les vents, lesquels, pendant la saison sèche, les enlèvent au sol avec toutes sortes d'autres germes et corpuscules qui, après la retraite des eaux, en couvrent la surface. De là l'existence permanente de l'atmosphère cholérigène dans l'Inde, son accroissement de densité pendant les chaleurs, proportionnel à la surface des eaux débordées, et les fréquentes épidémies qui ravagent cette contrée ([1]).

Avant 1817, cette atmosphère cholérigène n'avait pas assez de densité pour s'étendre, s'alimenter et se reproduire au loin. Alors, par suite des débordements extraordinaires du Gange, et des épidémies terribles qu'ils ont engendrées, cette densité est devenue telle que l'atmosphère cholérigène a dû déborder ; et aidée par l'augmentation incessante des populations ([2]) due à la vac-

---

([1]) Bouillé. Dictionnaire de géographie.

([2]) La population de la France a augmenté d'un quart depuis 1814. Une telle proportion doit doubler cette population en 120 ans environ.

Si l'on en croyait un auteur moscovite, la population de la Russie, qui est au-

cine(¹), à la paix, à l'amélioration de l'hygiène publique qui augmente de plus en plus la vie moyenne ; aidée aussi par l'accroissement des rapports de nation à nation, de ville à ville ; par les eaux dormantes, croupissantes, cette atmosphère a pu, de proche en proche, couvrir successivement toute la surface du globe, avec une intensité suffisante pour que partout le mal fît explosion.

Le choléra asiatique nous est ainsi arrivé pour la première fois de l'Inde, en 1832, après un voyage de quinze années.

---

jourd'hui de 62 millions d'habitants serait, en 1892, de 252 millions d'âmes !! (*Moniteur universel du* 11 *novembre* 1854.)

(1) La vaccine, en préservant de la petite vérole, concourt nécessairement à l'augmentation de la population du genre humain ; mais est-ce bien là le seul effet qu'elle produise ?

Avant l'introduction de la vaccine, la variole se propageait avec le caractère d'un véritable fléau : les miasmes provenant des émanations d'un malade et contenant le virus varioligène, respirés par un individu sain, introduits dans la circulation du sang, soit par la peau, soit par les voies aériennes, reproduisaient le mal.

Maintenant, que se passe-t-il chez un individu vacciné mis en présence d'un variolique ? Le virus est-il dissous dans le mucus de sa trachée, ou bien ne l'est-il pas ? S'il n'est pas dissous, l'effet de la vaccine aura été de changer la nature du mucus relativement au virus ; et, s'il est dissous, ou, ce qui est la même chose, s'il pénètre directement dans le sang par la peau ou par les voies aériennes, l'effet de la vaccine aura été de modifier le sang relativement à ce miasme devenu inerte. Ainsi, dans les deux cas, la vaccine aura détruit, chez l'individu vacciné, l'aptitude à la variole.

Or, puisque l'aptitude à une maladie peut disparaître sous de certaines conditions, ne serait-il pas permis de se demander, avec la plus grande réserve toutefois, en vertu de ces réciproques qui caractérisent la généralité des lois de la nature, si la disparition non spontanée de l'aptitude de l'homme à une certaine maladie ne reparaîtrait pas chez lui sous forme d'aptitude à une autre maladie ? Dans l'affirmative, la question se transformerait. Elle s'élèverait, et ce serait dans les harmonies de la nature qu'on devrait en rechercher la solution. Il faudrait se demander si l'accroissement du genre humain est illimité ? — S'il n'y a pas, au contraire, un équilibre nécessaire entre sa population et les richesses limitées de la création tout entière que Dieu lui a données en apanage, comme il existe un équilibre nécessaire entre tous les éléments de l'univers ? — Si le fléau dont nous étudions la nature ne serait pas un moyen employé par

Il nous est revenu, en 1849, de la Haute-Asie, après un voyage de trois années.

Mais d'où nous est-il venu en 1854 ?

Il semblerait au premier abord, d'après la rapidité de l'invasion de l'Europe, que cette invasion de 1854 est due à des germes anciens ; mais les dates précises de l'apparition du fléau, dans les diverses contrées de la terre, permettront seules de résoudre cette importante question.

La commune de Prothoy, canton de Langres, (Haute-Marne), située à 7 myriamètres à l'est de Châtillon, a été envahie dès le 8 mai, à la suite des chaleurs anormales du printemps qui avaient surexcité la végétation.

L'arrondissement de Châtillon a été envahi dès les premiers jours de juillet par son extrémité orientale.

Si le fait était général, il nous faudrait en induire que le choléra voyageur nous est encore venu de l'Asie, en 1854.

Ainsi, les trois invasions de 1852, de 1849 et de 1854, nous seraient venues directement de l'Inde. Or, avant 1852, dans l'intervalle de 1852 à 1849, et dans celui de 1849 à 1854, le choléra indien n'étant sorti d'aucune contrée autre que l'Asie, pour se propager dans tous les sens, on pourrait en conclure ce fait principal, que l'Inde est le centre unique du choléra épidemique.

---

le Grand Architecte du monde pour perpétuer cet équilibre qui menacerait de se rompre, par l'augmentation inouïe et incessante des populations qui couvrent la surface du globe?....... Mais ce sont de ces questions que les déductions de la raison font entrevoir à l'intelligence de l'homme. Là se borne toute sa puissance, et puis, le mystérieux infini commence!.....

Toutefois, ces considérations fussent-elles vraies, que la question qui nous occupe subsisterait encore dans toute sa force : car, ces mêmes harmonies de la nature qui donneraient au géant, au roi de la terre un microscopique et mortel ennemi nécessaire à leur existence, exigeraient, de la part de l'homme, une résistance qui, en limitant la puissance de l'ennemi, ne permit pas que ces harmonies fussent troublées d'une manière contraire : résistance d'ailleurs innée, et qui est la loi suprême de l'instinct de la conservation.

Le corollaire nécessaire de ce fait serait la dégénérescence, sinon la destruction partout excepté dans l'Inde, des germes cholérigènes que laisse après elle une invasion de choléra, par l'influence du temps et de toutes les circonstances atmosphériques et météorologiques qui peuvent affecter ces germes; dégénérescence telle que la durée de la préservation du choléra, par l'épreuve subie en traversant une épidémie, excèderait la vie des germes (75, 4°).

Nous venons de dire que le choléra voyageur nous avait envahis pour la première fois en 1852; mais le *trousse-galant*, la *peste furieuse*, dont parle l'historien Mézeray, qui de 1528 à 1554, après un dérangement complet des saisons et une famine universelle, emportèrent en Europe le quart de la population, n'indiqueraient-ils pas une invasion générale antérieure du choléra asiatique, lequel, par la disparition complète de l'atmosphère cholérigène partout ailleurs que dans l'Inde, serait rentré pour trois siècles dans sa patrie?

62. REMARQUES. — 1° Il résulte de la discussion synthétique de la première hypothèse, à laquelle nous venons de nous livrer, que tous les faits par lesquels se manifeste le choléra (1), ainsi que les conséquences immédiates qui s'en déduisent (5), sont complètement expliqués par cette hypothèse.

63. 2° Ainsi le choléra est dû à un agent morbide *double*; composé d'un *miasme principal toxique* provenant de germes, et de *miasmes méphitiques* provenant des sueurs et des déjections du malade.

Chez le malade, cet agent accroît, de lui même incessamment la cause morbide intégrale due aux germes ainsi que celle due aux miasmes méphitiques, jusqu'à sa mort, ou s'il y a guérison, jusqu'au maximum du mal, c'est-à-dire jusqu'à la saturation de l'aptitude du malade.

Chez l'individu sain, cet agent prédispose au mal avec d'autant plus d'énergie qu'il sévit plus rigoureusement sur le malade dans la sphère d'action duquel se trouve placé l'individu sain

Ces deux effets sont d'ailleurs augmentés par l'agglomération des malades (48).

3° Le choléra se propage par la *reproduction* et par le *transport* des germes.

L'homme, les eaux stagnantes et les matières organiques en putréfaction portées à la température du corps humain en sont les *reproducteurs*.

L'homme, l'air et tous les corps mobiles sur lesquels les germes viennent se déposer en sont les *véhicules*.

Il est détruit par la respiration de tous les animaux à sang chaud sans aptitude au choléra (40).

4° L'aptitude au choléra se manifeste par le développement du germe dans le mucus de la trachée, par la solubilité du vibrion mort dans ce mucus, et par l'action délétère de cette dissolution sur le sang.

DEUXIÈME CAS. — *Les germes sont plus petits que les pores de la peau.*

64. Dans ce cas les germes seront directement lancés dans le torrent de la circulation.

1° Quatre suppositions peuvent être admises :

1re Ou le germe ne pourra pas éclore dans le sang, dont la température ne sera pas celle de son incubation ; et il sera expulsé par les émonctoires.

2e Ou le germe éclora dans le sang, mais son vibrion ne pourra pas y vivre faute de nourriture (40), et alors il y produira une perturbation qui pourra être une forme de la fièvre des marais.

3e Ou le germe éclos vivra dans certaines parties de l'organisme où il trouvera sa nourriture.

4e Ou enfin le vibrion naissant trouvera dans le sang, par l'aptitude du malade, la nourriture nécessaire à son développement.

Dans cette dernière supposition, le vibrion vivra et se reproduira dans le sang ; il y mourra, ou il en sera expulsé par la force vitale avec des germes provenant de la reproduction.

Si les germes et les vibrions sont rendus au monde extérieur par les déjections du cholérique, ils reproduiront le mal ; sinon le mal se concentrera dans le sujet attaqué.

65. 2° Cette supposition ne saurait s'appliquer au choléra, où l'on ne trouve, soit dans le sang, soit dans les déjections, ni vibrions ni germes. Mais elle s'applique à la *fièvre jaune*, dont le vomissement noir *fourmille d'animalcules*, et qui, de même que le choléra règne en permanence dans l'Inde où il est produit pendant les chaleurs à l'état épidémique par la retraite des eaux débordées du Gange, existe aussi en permanence en Amérique, sous les tropiques, dans les îles et sur les bords de la mer, où elle semble produite, à l'état épidémique, par la retraite des eaux, due au reflux, et par l'influence d'un soleil zénithal sur les plages limoneuses momentanément abandonnées par ces eaux.

Les vomissements, dans la fièvre jaune, peuvent s'expliquer, comme dans le choléra, par la dissolution dans le serum du sang du corpuscule délétère du vibrion mort, et par l'expulsion du sang de ce serum empoisonné.

Les hémorrhagies semblent s'expliquer par l'écoulement du sang du centre à la peau, à travers les petits trous pratiqués par les vibrions à l'extrémité des capillaires artériels, pour arriver à la surface du corps, soit interne soit externe. Les gouttelettes de sang qui, sous forme de rosée, suintent de la membrane muqueuse de l'estomac, et qui se renouvellent aussitôt après avoir été absorbées par l'éponge (¹), viennent à l'appui de cette explication.

On comprend l'impérieuse nécessité de faire disparaître le vomissement noir, sous peine d'une volatilisation meurtrière de cette déjection.

Ces explications se vérifieront facilement en comparant les vi-

---

(1) Dictionnaire de médecine. — Art. *fièvre jaune*, p. 272.

brions qui se produisent dans de l'eau de mer à 37°, prise dans une localité affectée de la fièvre jaune, aux vibrions qui pullulent dans le vomissement noir.

66. Remarques. — 1° Dans la fièvre jaune, l'agent morbide est *double* : il est composé *de germes venant de la mer* introduisant dans le sang un miasme *principal,* reste d'infusoires développés, et *de miasmes méphitiques* engendrés par la maladie.

2° Cet agent morbide se propage, comme le choléra, par la reproduction et par le transport des germes.

L'homme et l'eau de mer portée à la température du corps humain en sont les reproducteurs.

L'homme, l'air et les corps mobiles en sont les véhicules.

Il est détruit, comme le choléra, par la respiration de tous les animaux sans aptitude au mal.

67. Nota. — En rapprochant l'un de l'autre les deux cas dans lesquels nous avons décomposé la première hypothèse, nous voyons que chacun d'eux se rapporte à un infusoire parasite de l'homme provenant d'un germe paludéen.

Le premier de ces infusoires est un vibrion d'eau douce, le vibrion cholérigène, qui se développe sur la trachée artère et se reproduit par l'homme, par les eaux croupissantes et par les végétaux pourris et humides portés à la température du corps humain.

Il a pour origine les Indes orientales.

Le second est un vibrion d'eau de mer, le vibrion de la fièvre jaune, qui se développe dans le sang et se reproduit par l'homme et par l'eau de mer portée à la température du corps humain.

Il a pour origine les Indes occidentales.

Tandis que les deux modes de reproduction du premier vibrion existent généralement, les deux modes de reproduction du second n'existent au contraire qu'exceptionnellement, parce que, d'une part, le vomissement noir doit être soigneusement détruit, et que, d'une autre part, la propagation par l'eau ne peut se faire que d'un port de mer à un autre.

Les deux agents morbides ont pour véhicules l'homme, l'air et tous les corps mobiles.

2ᵉ Hypothèse. — L'agent morbide est le germe d'un champignon parasite de l'homme.

68. Cette hypothèse se rapporte à une *moisissure* délétère couvrant la membrane muqueuse des voies aériennes.

De même que la précédente, 1ᵉʳ cas, et par les mêmes raisons, cette hypothèse explique toutes les circonstances du choléra, à l'exception, ce nous semble, de la mauvaise odeur de l'haleine, et de la rareté de l'acide carbonique expiré par un cholérique. — De plus, on ne voit pas comment elle se lie aux débordements du Gange d'où nous est venu le choléra.

Cependant, elle a une réalisation connue dans la *muscardine*, maladie mortelle du ver à soie, qui est produite, comme on le sait, par l'introduction des germes ou spores du *Botrytis-Bassiana* dans les voies respiratoires du ver, par le développement et la végétation de ce champignon dans l'intérieur de son corps. Ici, toutefois, il n'est pas nécessaire que le champignon soit microscopique ni délétère.

3ᵉ Hypothèse. — L'agent morbide est le germe d'un insecte, dont la larve est parasite de l'homme.

69. Ou la larve périra dans les voies respiratoires sans se métamorphoser.

Ou bien elle s'y transformera en chrysalide.

1° Dans la première supposition, les excrétions de la larve, de même que son corps après sa mort, dissoutes en tout ou en partie dans le mucus de la trachée artère, seront absorbées par le sang et lancées dans la circulation.

Cette hypothèse, appliquée à Pierre, expliquera très-bien les phases de sa maladie; mais elle n'explique pas la marche de l'agent morbide autour de lui, c'est-à-dire la propagation du mal. Au contraire, elle est destructrice de l'insecte cholérigène, qui ne se reproduit pas, par conséquent elle est en opposition avec le fait de la propagation du choléra.

Si toute l'atmosphère locale est chargée de germes de ces larves, la localité sera sous l'influence d'une épidémie.

70. 2° Dans la seconde supposition, l'enveloppe de l'insecte sera dissoute au lieu de la larve.

Mais, l'insecte périra-t-il dans les voies respiratoires?

Ou bien s'en échappera-t-il?

S'il périt dans les voies respiratoires, sera-ce avant ou après la reproduction?

Si c'est avant la reproduction, on retombe dans la première supposition.

Si c'est après, tout ce qui a été dit dans la première hypothèse générale pourra se dire ici; seulement, cette hypothèse se compliquera des métamorphoses de l'insecte. De plus, on ne voit pas, de même que lorsqu'il périt avant la reproduction, le rôle que joue l'insecte dans son existence éphémère, et par conséquent sa raison d'être.

Si l'animalcule s'échappe des voies respiratoires, ce sera avant ou après la reproduction. Dans l'un ou l'autre cas, il devra subsister dans l'air indépendamment de toute température (5), ce qui est très-peu probable; et de plus, dans le dernier cas, la présence de l'insecte dans l'air n'a pas de raison d'être.

4ᵉ HYPOTHÈSE. — L'agent morbide est un infusoire desséché de Spallanzani.

71. Cet infusoire rotateur pourra revenir à la vie sous l'influence de la température et de l'humidité des parois de la trachée; maintenant, privé qu'il sera de la lumière (cet infusoire a deux yeux),

mourra-t-il immédiatement, c'est-à-dire avant la reproduction?
Ou bien mourra-t-il après la reproduction?

Dans le premier cas, on retombera dans la 1re supposition de la 3e hypothèse.

Dans le second cas, on retomberait encore dans cette supposition, à moins que l'infusoire ne se reproduise, ce qui est peu vraisemblable, par le développement de ses germes, auquel cas on retomberait dans le 1er cas de la 1re hypothèse.

72. Si l'animacule desséché était *un infusoire proprement dit*, revenu à la vie, il se multiplierait sur la trachée-artère par la division spontanée de son corps, ce qui aggraverait le mal, sans toutefois le rendre susceptible de se reproduire.

5e HYPOTHÈSE. — L'agent morbide est un miasme provenant d'un cholérique.

73. 1° Ce miasme se trouvant dans les conditions du 2e principe (30), reproduira le mal comme dans le 1er cas de la 1re hypothèse, à cela près que son origine, au lieu d'être l'haleine seulement du cholérique, sera de plus toute la surface de son corps ainsi que ses déjections.

Maintenant, comment expliquera-t-on avec cette hypothèse :

La voix cholérique?

La soif inextinguible?

La rareté de l'acide carbonique expiré?

La mauvaise odeur de l'haleine en particulier ?

Etc., etc.

Pourquoi, comme l'Inde, chaque localité ne serait-elle pas un foyer permanent de choléra?

Comment attribuer, avec cette hypothèse, l'origine du choléra voyageur aux débordements du Gange?

De plus, le mal devra se transmettre au *contact*, puisque le miasme cholérigène, étant sorti par les pores de la peau de Pierre, pourra nécessairement entrer, par la peau, dans le corps de Paul.

Ainsi , cette hypothèse ne saurait être appliquée au choléra ; mais elle s'applique à l'atmosphère méphitique mêlée à l'atmosphère cholérigène, et qui concourt à produire une épidémie prédisposante au choléra.

74. 2° Cette hypothèse s'applique aussi directement au *typhus*, à la *rougeole* , à la *scarlatine*, et en un mot à une maladie quelconque engendrant des miasmes délétères ou méphitiques (56).

Elle s'applique encore à la *variole* et à la *peste* , dont les boutons ou les bubons liquides fourniront, par évaporation , des miasmes virulents qui rentreront dans le corollaire (56).

Si ces boutons ou ces bubons sont desséchés , ils rentreront dans le 1er principe (29) , à moins qu'il n'aient été dissous dans les sueurs de Pierre ; alors on retombera dans le corollaire (56).

75. Remarques. — 1° Dans toutes les épidémies qui rentrent dans la cinquième hypothèse , l'agent morbide est *double* et se reproduit par l'homme , à tous les degrés d'intensité, depuis celui qui commence à créer les aptitudes au mal , et qui correspond au miasme méphitique, jusqu'à celui qui transmet le miasme *principal* reproducteur de l'épidémie.

Cet agent morbide a pour véhicules l'homme , l'air et les corps mobiles.

2° Si l'on se demandait comment le miasme est introduit dans le sang , quel y est son mode d'action morbide , et comment il en est expulsé , ne pourrait-on pas répondre ainsi ?

Le miasme , au contact des capillaires pulmonaires , est entraîné dans le sang avec l'oxygène de l'air qui le contient, dissous avec cet oxygène par des globules qui s'en trouvent ainsi infectés, et qui transmettent, par le contact, le mal à d'autres globules. Son action morbide contamine ainsi toutes les parties de l'organisme où les globules malades peuvent transmettre leur infection. Lorsque le mal a détruit, plus ou moins vite, les globules infectés, ces corpuscules, repoussés par la force vitale , viennent mourir, expirer ([1]) à l'extrémité des capillaires artériels, lesquels, dans le désordre actuel de l'économie, forment un vaste système auxiliaire d'émonctoires. Là ils se dissolvent à la surface du derme, en donnant lieu ou à des pétéchies qu'on remarque sous la peau, et qui peuvent produire une transsudation du sang, ou à des boutons purulents, par lesquels le miasme principal *septique* multiplié s'échappe, soit dans l'air atmosphérique mêlé à la transpiration insensible pour y propager le mal, soit dans l'intérieur de l'organisme en y produisant, par son agglomération, des foyers de putréfaction.

3° L'agent morbide, dans la cinquième hypothèse, pénétrant toujours dans le sang, il s'ensuit que l'aptitude aux épidémies de cette hypothèse se produira toujours plus facilement que l'aptitude au choléra, laquelle exige, pour la pénétration du miasme dans la circulation, le concours de deux conditions : le développement du germe sur la trachée, et la solubilité du corps du vibrion dans le mucus de cette trachée.

4° Toutes les maladies de la cinquième hypothèse préservant de la récidive pendant un temps plus ou moins long — la variole, la peste,...... pour toujours — sont suivies d'une inaptitude à ces mêmes maladies chez l'individu guéri qui y correspond à une inertie complète de leur miasme, pendant toute la durée de la préservation.

6ᵉ HYPOTHÈSE. — L'agent morbide est un miasme provenant d'un animal mort.

76. 1° Cette hypothèse retombe dans la 1ʳᵉ supposition de la 5ᵉ hypothèse.

77. 2° Si, dans cette sixième hypothèse, toute l'atmosphère locale est chargée de ces miasmes délétères, la localité sera sous l'influence d'une épidémie.

---

(1) Je dis *expirer,* parce que les corpuscules du sang étant le terme où aboutit la respiration, — ce sont eux qui, en définitive, absorbent l'oxygène de l'air et exhalent l'acide carbonique, — ces corpuscules respirent.

78. 5° La fièvre des marais, dont nous avons déjà parlé (64), la fièvre de la mal'aria, à Rome, qui ont lieu pendant les grandes chaleurs de l'été, et qui (52) proviennent de miasmes paludéens, sont certainement des épidémies de la nature de celle que nous venons d'indiquer, à cela près que les miasmes, à en juger par les effets produits, sont moins délétères que les miasmes cholérigènes.

79. 4° On conçoit très-bien l'existence simultanée de la 1re et de la sixième hypothèses. La dernière donnera au moins lieu à l'aptitude au choléra, et les effets de la 1re se produiront avec plus d'énergie ; peut-être même ces effets seront-ils composés, c'est-à-dire, participeront-ils à la fois des deux épidémies. Alors le choléra sera *composé*.

Dans l'Inde, avons-nous dit (61), à la suite de la saison des pluies, les débordements réguliers du Gange laissent une vase fécondante, remplie de corpuscules qui se répandent dans l'air par les vapeurs du sol, et par les vents meurtriers ([1]) qui y règnent pendant la saison sèche. De là des épidémies qui font généralement du choléra dans l'Inde un choléra composé.

Dans beaucoup de communes de l'arrondissement de Châtillon situées sur les rivières, au milieu de prairies couvertes de foin coupé se pourrissant, ou gâté sur pied sous l'influence de pluies tropicales incessantes ([2]), les atteintes du fléau ont été si rapides et

---

(1) Bouillé. Dictionnaire de géographie.

(2) Le canton de Montigny-sur-Aube, arrondissement de Châtillon, composé de seize communes, dont la population est de 9,101 habitants, a eu, dans la dernière épidémie, 620 décès cholériques.

Ce canton est traversé par deux petits affluents de la Seine, l'Ource et l'Aube. Après les pluies continuelles du mois de juin, sous l'influence d'un ciel constamment couvert et d'une chaleur insupportable, aussi bien la nuit que le jour, toutes les communes de ce canton situées sur les deux rivières ont été atteintes en même temps de la *suette :* c'était vers le 10 juillet. Quelques jours après, le choléra s'est déclaré violemment à Grancey, l'une de ces communes, et, avant le 1er août, il avait envahi tout le canton, à l'exception du village de

si cruelles qu'elles ne sauraient s'expliquer que par un choléra *ag-gravé* par l'existence de germes cholérigènes plus ou moins nombreux, dans les prés et dans les champs humides, ou par un choléra composé dû à la présence, dans l'air, de miasmes appartenant à des infusoires en putréfaction, lesquels provenaient de germes développés dans l'herbe pourrie et humide.

Le choléra, expliqué par le 1er cas de la 1re hypothèse, est donc le choléra *simple*.

On voit, par ce qui précède, que le choléra pourra être composé dans une localité marécageuse, et simple dans une localité très-voisine, dont le sol sera différent.

80. 5° Si, toujours dans la même hypothèse, on admet la *génération spontanée* d'infusoires délétères par des corpuscules respirés, il faudra d'abord que les corpuscules ne soient pas solubles dans le mucus ; alors les animalcules engendrés se produiront d'eux-

---

Louesme, situé à égale distance des deux affluents, qu'il a visité un mois plus tard.

La mortalité énorme qui a eu lieu dans le canton de Montigny semble justifier le caractère de choléra aggravé ou composé, que nous attribuons à l'épidémie qui y a sévi cette année. Voici un fait qui paraîtrait venir à l'appui de cette opinion :

La commune de Boudreville, située sur l'Aube, à 6 kil. en amont de Montigny, a perdu le neuvième de sa population. Un faucheur du voisinage, qui y travaillait, se rend bien portant, un samedi soir, dans un pré qu'il fauchait. Avant de partir, il dit à son maître : je ne rentrerai pas ce soir ; j'irai dans mon village, où je resterai demain, et lundi je reviendrai continuer mon ouvrage. Le faucheur ne reparait ni le samedi, ni le dimanche : le maître n'y pense pas ; mais le lundi pareille absence ; alors le maître s'en inquiète, il va au hasard dans son pré, et il y trouve..... le cadavre de son malheureux ouvrier tué par le choléra.

Beaucoup d'attaques ont eu lieu dans les prés, dans les champs. Les moissonneurs le faisaient remarquer lorsqu'on les sollicitait à travailler, comme d'habitude, à la tâche ; et, pour ne pas céder à l'appât d'un gain péniblement obtenu aux dépens de soins hygiéniques nécessaires, ils ne se sont décidés, en général, à moissonner, qu'à la condition d'être nourris par le maître et payés à la journée.

mêmes, et l'on retombera dans la troisième hypothèse. Si l'on admet de plus que les résidus de ces infusoires , expirés par le malade, donnent aussi lieu, au dehors, à une génération spontanée, ce qui exigera qu'ils produisent le même effet chez l'individu attaqué, on retombera dans la 1re hypothèse.

Mais toutes ces complications suffisent , et au delà , pour rendre invraisemblable la supposition qui nous occupe.

81. REMARQUES. — 1° L'agent morbide , dans la fièvre des marais, est *double* : il est composé de *miasmes principaux toxiques* venant par l'air des marais, et de *miasmes méphitiques,* engendrés par la maladie, qui retombent dans la 5e hypothèse. A cette différence près avec l'agent morbide cholérigène , tout ce qui a été dit dans la remarque (65) est applicable ici.

2° L'aptitude aux maladies de la sixième hypothèse se manifeste par la solubilité du miasme dans le mucus de la trachée, et par l'action délétère de cette dissolution sur le sang.

5° Dans le choléra composé , l'agent morbide est *triple* : il contient, de plus que le choléra simple, un second miasme principal venant des marais.

7e HYPOTHÈSE. — L'agent morbide est un miasme provenant d'un végétal vivant.

82. Cette hypothèse, qui se rapporte aux odeurs, est analogue à celle qui a été considérée (15).

8e HYPOTHÈSE. — L'agent morbide est un miasme provenant d'un végétal mort.

83. Cette hypothèse retombe dans les cas 1° et 2° de la sixième.

9e HYPOTHÈSE. — L'agent morbide est un insecte délétère.

84. Cette hypothèse retombe dans la seconde supposition de la 5e hypothèse.

10ᵉ Hypothèse. — L'agent morbide est un végétal délétère.

85. Cette hypothèse retombe encore, et par les mêmes raisons que la précédente, dans la seconde supposition de la 5ᵉ hypothèse.

86. résumé. — Rapprochons maintenant, les unes des autres, les conclusions tirées de toutes les hypothèses considérées.

1° Les hypothèses nᵒˢ (76), (80), (82), (85) et (84), ne pouvant pas expliquer toutes les circonstances qui accompagnent le choléra asiatique, sont inadmissibles. Le choix doit donc être fait entre les hypothèses nᵒˢ (59), (68), (69), (71) et (75).

Ainsi, ou l'agent morbide est le germe d'un vibrion délétère et parasite de l'homme, se développant sur les parois de sa trachée-artère (59);

Ou cet agent est le germe d'un champignon délétère et parasite de l'homme (68);

Ou cet agent est le germe d'un insecte subissant ses trois métamorphoses dans les voies respiratoires (69);

Ou cet agent est un infusoire desséché (71) ;

Ou enfin cet agent est un miasme qui se reproduit par la maladie (75).

Les quatre dernières de ces cinq hypothèses, à cause de leur complication, et par les raisons précédemment données, nous paraissent très-peu vraisemblables.

87. 2° Il n'y a donc que le 1ᵉʳ cas de la première hypothèse qui nous semble admissible pour l'explication complète du choléra asiatique.

Or, cette hypothèse rentre en partie dans les faits connus de la science. Les animalcules qui se développent (52), soit à la surface ou dans l'intérieur des eaux stagnantes; soit dans une infusion de matières végétales ou animales en contact avec l'air non tamisé, ont une origine, un développement, une vie en tout conformes au mode d'existence que nous avons supposé à notre vibrion cholérigène; et l'accomplissement de cette existence parasite sur les parois humides des voies respiratoires de l'homme, l'absorption par le sang du corps délétère du vibrion ne répugnent en rien, au contraire, aux principes connus de la zoologie.

Cette hypothèse s'accorde d'ailleurs avec les faits qui accompagnent l'existence du choléra dans un lieu quelconque, puisqu'elle est indépendante en général :

De la latitude et de la saison,

Du sexe, de l'âge et du tempérament.

De plus, comme cause immédiate, elle est unique, par conséquent, partout et toujours identique à elle-même.

88. 5° Il suit donc de la discussion des dix hypothèses qui précèdent, et auxquelles nous avons réduit la question n° (19), que *le choléra a pour cause première un vibrion délétère se développant sur la trachée-artère, dissous, après sa mort, par le mucus de la trachée, et lancé ainsi dans le torrent de la circulation.*

Ce vibrion a pour *reproducteurs :* l'homme, les matières organiques en putréfaction ainsi que les eaux stagnantes portées à la température du corps humain. Il a pour *véhicules :* l'homme, l'air et tous les corps mobiles.

89. VÉRIFICATION DE LA THÉORIE. — Arrivé à ce point de notre travail, nous sentons la nécessité de soumettre nos idées au contrôle de l'expérience. Dans toutes les sciences, surtout en physique et en histoire naturelle, les idées les plus rationnelles doivent toujours recevoir la sanction d'une *vérification pratique.* Voici celle que nous proposons et qui devra être microscopique.

1° Examiner le mucus de la trachée-artère, s'il est possible de s'en procurer, d'un cholérique relativement à toutes les phases du mal.

2° Examiner le mucus de ses narines, aussi dans toutes les phases du mal.

90. 3° Condenser, sur un fond poli d'une boîte cylindrique en fer-blanc, de trois centimètres d'épaisseur, de la capacité d'un litre, et contenant de l'eau et de la glace, la vapeur de l'haleine d'un cholérique. Recevoir dans un flacon, au moyen d'une petite

rigole entourant à demi le fond poli, les gouttelettes provenant de la condensation ; soumettre pendant un certain temps ce flacon fermé à une température de 57°, et observer (¹).

4° Constater l'état des parois des voies aériennes, et l'état des cellules pulmonaires sur un cholérique récemment privé de la vie.

5° De certains animaux peuvent être affectés du choléra : les chèvres, par exemple (²); examiner la trachée-artère de ces animaux, ou de tous autres qui pourraient être atteints par le mal, *au milieu* de leurs accidents cholériques.

91. REMARQUE GÉNÉRALE. — 1° En commençant cette section, nous nous sommes proposé de rechercher la cause première du choléra, par l'explication des phénomènes qui l'accompagnent (1). Pour y parvenir, nous nous sommes appuyé sur deux conséquences (5) qui nous ont paru se déduire immédiatement des faits observés ; sur une définition de l'air (11), aussi complète qu'il nous a été possible de la présenter. Enfin, sur deux principes (29, 30) qui, ainsi que leurs corollaires (52, 54, 55, 56), satisfaisant pleinement la raison, en même temps qu'ils concourent directement à l'explication des faits, nous ont semblé incontestables. Entraîné peu à peu au courant de notre analyse, nous avons rencontré, sans les chercher, toutes les épidémies qui affligent l'humanité. (1ʳᵉ, 5ᵉ, 6ᵉ et 8ᵉ hypothèses). Nous avons vu qu'elles avaient toutes une cause commune : un agent morbide double, voltigeant dans l'air où il est introduit, soit par les vapeurs, soit par les vents.

Que cet agent était, pour le choléra (63), composé d'un miasme principal toxique : un vibrion d'eau douce, et d'un miasme méphitique provenant d'un malade.

---

(1) Ce *condenseur de l'haleine*, que nous avons fait exécuter, réunira, en peu de temps, une quantité assez sensible d'eau d'exhalation. Or, cette eau étant une excrétion comme l'urine, comme les déjections, etc., peut et doit être consultée dans le *diagnostic* d'une maladie quelconque, tout aussi bien que ces excrétions.

(2) Prost, p. 276.

Qu'il était, pour la fièvre jaune (66), composé d'un miasme principal toxique : un vibrion d'eau de mer, et d'un miasme méphitique provenant d'un malade.

Qu'il était, pour les épidémies de la 5ᵉ hypothèse (75), composé d'un miasme principal septique, et d'un miasme méphitique provenant tous les deux d'un malade.

Qu'il était, pour les épidémies de la 6ᵉ hypothèse (81), composé d'un miasme principal toxique, paludéen, et d'un miasme méphitique provenant d'un malade.

Qu'ainsi un miasme humain méphitique agissait dans toutes les épidémies comme auxiliaire, comme *satellite*, en quelque sorte, d'un miasme principal caractéristique de l'affection ; soit toxique, paludéen ; soit septique, humain, en portant à la force vitale une atteinte plus ou moins grande, généralement au profit de l'épidémie régnante.

92. 2ⁿ Nous avons pu remarquer aussi que l'ordre dans lequel se produisaient les aptitudes, dépendant nécessairement du nombre des conditions exigées pour la réalisation des diverses hypothèses, était, à part l'action du miasme méphitique commune à toutes :

L'aptitude aux maladies de la 5ᵉ qui se manifeste par l'action putride du miasme sur le sang (75).

L'aptitude aux épidémies de la 6ᵉ (81), qui se manifeste par la solubilité du miasme paludéen dans le mucus de la trachée-artère, et par son action délétère sur le sang.

Enfin l'aptitude au choléra (65) qui se manifeste par le développement d'un germe dans le mucus de la trachée ; par la solubilité du corps du vibrion dans ce mucus, et par l'action délétère de cette dissolution sur le sang.

93. 3° Nous avons enfin constaté (37, 65),

Relativement aux malades : que toutes les épidémies s'aggravaient jusqu'à la mort, ou jusqu'à saturation de l'aptitude, sous l'influence de forces morbides, en quelque sorte *accélératrices*, produites par l'inspiration continue de miasmes venant de l'épidémie régnante, ainsi que de miasmes croissant en nombre avec l'énergie du mal et déjà expulsés violemment de l'organisme par la force vitale, laquelle, ne se renouvelant point par la nutrition, s'épuise, s'use dans sa lutte de tous les instants contre l'agent morbide ainsi multiplié.

Et relativement aux individus sains : que toutes les épidémies agissaient sur ces individus, pour y déterminer l'aptitude au mal, d'autant plus énergiquement qu'elles sévissaient avec plus d'intensité sur les sujets attaqués.

Ces deux effets sur les malades et sur les individus sains s'aggravent, de plus, proportionnellement au nombre des malades placés dans l'atmosphère morbide les uns des autres.

Nous ne saurions faire trop ressortir la haute importance de ces dernières remarques (121).

94. *Nota..* — Toutes les épidémies donnant lieu, de même que le choléra, à des aptitudes (22), et à des pronostics numériques (26), sont susceptibles d'être représentées par des courbes morbides, et tout ce qui a été dit nos (20 à 59) leur est applicable.

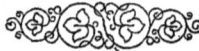

SECTION III.

MOYENS PRÉSERVATIFS ET CURATIFS.

95. Quelle que soit la solution que reçoive la question dont nous venons de nous occuper, il est permis de croire qu'il sera difficile d'échapper absolument à l'influence du choléra, d'abord, à cause de la nature du mal, et ensuite à cause des circonstances nombreuses d'aptitude qui existeront toujours. On doit donc se proposer *d'abaisser, autant que possible, chacune des phases de la période algide à la précédente, ce qui détruirait la phase mortelle.* Le fléau se réduirait ainsi à une sorte d'inoculation (119) du mal, nécessaire peut-être dans les lieux qui doivent être par lui périodiquement visités.

L'abaissement cherché s'opèrera, soit directement par les moyens médicaux, soit préventivement en atténuant ou en détruisant autant que possible, par des moyens physiques ou chimiques, la cause première du mal. Nous laisserons intacte la question de fond, la question médicale, qui ne saurait être de notre ressort, pour ne nous occuper que de la question en quelque sorte préalable, de la question physico-chimique ; laquelle, de même que l'acoustique finit où la musique commence, s'arrête précisément là où surgit la question thérapeutique.

§ Ier.

MOYENS PRÉVENTIFS.

96. Les moyens préventifs sont de trois espèces :

Désinfecter l'air cholérigéné, en lui enlevant les germes dont il est chargé.

Empêcher l'air pur de se vicier, en empêchant le déplacement des germes.

Respirer de l'air tiré d'une couche atmosphérique supérieure à la couche cholérigène.

I. — DÉSINFECTER L'AIR CHOLÉRIGÉNÉ.

97. La purification de l'air par le tamisage proprement dit est impossible à cause de la ténuité extrême des germes. Il faut donc recourir à d'autres moyens.

Ces moyens sont au nombre de deux principaux :

Enlever le germe à l'air qui le contient;
Détruire ce germe.

[A] ENLEVER LE GERME A L'AIR QUI LE CONTIENT.

98. ɪ. Ce moyen se subdivise en trois autres :

Attraction du germe par un corps électrisé;
Son adhérence à un corps humide;
Son adhérence à un corps gluant.

La raison du premier moyen se tire de l'attraction des corps légers par l'électricité.

Voici la raison du second moyen :

Le germe cholérigène, qui exige de l'humidité pour son incubation, est ainsi susceptible d'être mouillé par l'eau. Si donc on le met en contact avec un corps humide, il sera mouillé par ce corps et y *adhèrera* avec une *force* qui sera égale à la cohésion du liquide. La raison du troisième moyen est évidente.

99. II. Soit proposé de purifier une masse d'air donnée. Nous y emploierons successivement :

Le filtre-air électrique ou le *filtre électrique,*

Le *filtre humide*

Et le *filtre gluant.*

FILTRE ÉLECTRIQUE. Concevons une toile métallique enduite de gomme-laque, à mailles capillaires, ayant une forme quelconque, circulaire, par exemple ; si on la met en contact avec le pôle positif ou négatif d'une pile de Volta, elle se chargera de l'électricité du pôle, et si l'on fait passer la masse d'air donnée à travers ce filtre, les germes qu'elle contiendra seront attirés et retenus par ses fils.

Si, au lieu de faire passer successivement toute la masse d'air donnée à travers le filtre *fixe,* on agite, au contraire, le filtre *mobile* dans toute la masse d'air en repos, on obtiendra encore la purification de cet air. Il ne sera pas nécessaire, dans ce cas, que le filtre soit troué ; il pourra être *plein,* comme un écran, d'une forme quelconque, et devra satisfaire à cette double condition : d'avoir, sans danger du côté de la charge électrique, la plus grande attraction possible.

100. FILTRE HUMIDE. — Supposons maintenant que la toile métallique soit humide. Si l'on fait passer toute la masse d'air donnée à travers ce filtre, les germes qui auront touché les fils métalliques seront mouillés et retenus par adhérence.

Une deuxième toile superposée sur la première retiendra une partie des germes qui auront échappé à celle-ci.

D'où l'on voit que, en multipliant suffisamment les toiles, on donnera au filtre une forme spongieuse, et que toutes les molécules de l'air étant, en serpentant à travers, mises en contact avec les fils qui le composent, tous les germes seront retenus par la force d'adhérence.

Le filtre humide, comme le filtre électrique, pourra être mobile et plein.

Une flanelle humide, satisfaisant aux conditions d'une toile métallique multiple, produira l'adhérence voulue.

101. Filtre gluant. — Tout ce qui vient d'être dit sur le filtre humide s'applique au filtre gluant.

Ce filtre, lorsqu'il sera plein, pourra être en papier et formé de feuilles réunies de la manière la plus simple, avec des épingles, par exemple. On pourra, après en avoir fait un certain usage, l'enduire de nouveau pour lui rendre sa force d'adhérence, et on le brûlera lorsqu'il sera hors de service.

102. Remarques. — 1° Le plus puissant des trois filtres sera, toutes choses égales d'ailleurs, le filtre électrique, parce que ce filtre retient non-seulement les germes qui le touchent, mais encore ceux qui se trouvent dans sa sphère d'attraction; tandis que les deux autres ne fixent que les germes mis en contact avec eux.

2° Le filtre humide a besoin d'être maintenu, par le renouvellement de l'eau, dans un état continuel d'humidité; l'évaporation incessante qui a lieu à sa surface, fait rentrer dans l'air une certaine partie des germes d'abord retenus. Le filtre gluant n'a pas ces inconvénients : il retient fixement les germes, parce que la substance visqueuse dont il est formé n'est pas susceptible de se volatiliser.

3° Les trois filtres percés pourront produire la purification absolue de l'air donné, si en dirigeant le courant d'air vicié qui les aura traversés, sur une infusion de foin à la température de 37°, il ne se développe pas d'infusoires; car alors les germes mêlés à l'air auront été retenus par les filtres.

103. iii. Maintenant il y a trois espèces de filtres à considérer :

Le *filtre individuel;*

Le *filtre des appartements;*

Le *filtre des rues.*

Filtre individuel. — 1° Il pourra se composer d'un devant de mâchoires placé comme un appeau sous les lèvres , et garni d'un pince-nez (¹).

Électrique. — Ce filtre, en toile métallique simple, sera tenu dans un état constant d'électricité positive ou négative par le pôle d'un élément d'une pile de Volta, contenu dans un flacon portatif.

Humide. — Ce filtre sera formé d'une étoffe satisfaisant à cette double condition : de rendre suffisamment libre la respiration , et d'arrêter par adhérence les germes à leur passage.

Gluant. — Ce filtre sera de toile métallique multiple.

104. 2° Le filtre individuel pourra encore être plein et formé d'un écran agité de temps en temps devant la bouche.

105. Filtre des appartements. — Pour purifier l'air d'un appartement, on pourra procéder par l'un des moyens suivants :

1° On fermera hermétiquement l'ouverture de la cheminée de l'appartement ; on fermera ensuite l'ouverture de la porte par un filtre en toile métallique, électrique, humide ou gluant, et on ouvrira doucement les fenêtres. On les fermera ensuite brusquement , et l'on expulsera ainsi de l'appartement une certaine quantité d'air vicié , qui sera remplacé par de l'air filtré à travers la toile métallique. On continuera, jusqu'à ce que tout l'air de l'appartement soit remplacé par de l'air filtré , cette manœuvre qui demandera très-peu de temps.

Il faudra faire arriver dans le courant ainsi produit l'air des coins et recoins de l'appartement, en l'agitant rapidement, par exemple, avec un parapluie.

---

(1) Le moyen que nous venons d'indiquer est analogue à celui-ci :

Dans la fabrication des aiguilles, la limaille d'acier que l'on obtient, respirée par les ouvriers, est insalubre.

Les ouvriers obvient à cet inconvénient en faisant usage d'un masque en fils d'acier aimantés. La limaille d'acier qui voltige, attirée par l'aimantation des fils, s'y attache, et l'air qui filtre à travers le masque, arrive à l'état de pureté dans les poumons. On enlève ensuite avec un aimant la limaille adhérente au masque.

106. 2° On fera usage d'un filtre formé d'une boîte rectangulaire en fer-blanc de dix centimètres d'épaisseur, dont les deux bases, qui fermeront l'ouverture de la porte, seront percées de trous pour le passage de l'air. A la partie supérieure du rectangle, il y aura un compartiment dont le fond sera percé de trous capillaires. On emplira ce compartiment d'eau qui tombera dans l'intérieur de la boîte sous forme de pluie très-fine.

L'eau, dans sa chute, se mettra, par sa grande division, en contact avec toutes les molécules de l'air qui traversera le rectangle, mouillera les corpuscules dont cet air sera chargé et les retiendra par adhérence. Cette eau, entraînant ainsi avec elle les corpuscules de toutes sortes qui se trouveront dans l'air, sera reçue dans un second compartiment établi à la partie inférieure du rectangle ; elle se rapprochera d'autant plus, par l'effet qu'elle produira ici, du serein dont nous avons parlé (56), qu'elle sera dans un plus grand état de division.

107. 3° Le filtre fixe pourra être remplacé par un arrosoir à piston, qui produira la pluie dont nous venons de parler, à la condition de balayer et d'enfouir immédiatement les balayures.

108. 4° Le filtre plein mobile, électrique, humide ou gluant, surtout ce dernier, sera d'une application beaucoup plus facile que les précédents.

109. FILTRE DES RUES. — Ce filtre sera mobile, électrique, humide ou gluant.

1° Un homme qui promènera dans les rues, au moyen d'une brouette, une feuille métallique électrisée, rectangulaire de 8 mètres de surface, avec une vitesse de 15 kilomètres en 8 heures, purifiera, dans sa journée, 120 mille mètres cubes d'air.

110. 2° Si le filtre était gluant il pourrait avoir une surface beaucoup plus grande, par exemple de 40 à 50 mètres. Mais il devrait être incliné sur la direction du mouvement afin que l'air *glissant* sur sa surface, le nombre des germes mis en contact avec ce filtre fût plus considérable.

111. 3° Un arrosement en grand, d'une hauteur de 8 à 10 mètres, et de toute la largeur d'une rue, obtenu par une pompe comme celles à incendie, pourra tenir lieu du filtre dont nous nous occupons ; mais il faudra avoir soin de balayer, enlever et enfouir immédiatement les immondices.

112. 4° Cet arrosement pourra être remplacé, le matin d'un beau jour, par un arrosement ordinaire (56).

113. IV. Dans les rues étroites, dans les culs-de-sac, dans les carrefours, l'air circule lentement, surtout à la surface du sol. La couche cholérigène y conservera donc une densité toujours dangereuse et meurtrière si le fléau s'y établit, l'expérience ne l'a malheureusement que trop appris. On raréfiera cette couche en agitant la masse d'air de la manière suivante :

On placera horizontalement, dans un grenier le plus élevé possible, une perche à l'extrémité de laquelle sera fixée une poulie qui avancera dans la rue de 2 à 3 mètres. On fera passer sur cette poulie la corde d'un cercle horizontal en toile, de 2 mètres de diamètre suspendu par son centre. Deux manœuvres placés le premier près de la poulie, le deuxième sur le sol, tireront la corde l'un rapidement de bas en haut, l'autre lentement de haut en bas, et le mouvement d'ascension du cercle, produira dans l'air un certain vide, lequel agitera, de bas enhaut, toute la masse d'air ambiante, et raréfiera ainsi la couche cholérigène qui repose sur le sol (¹).

Si le cercle de toile est garni de papier gluant, il produira le double effet d'opérer la diffusion des germes dans l'atmosphère, et d'en retenir, par adhérence, une partie plus ou moins grande.

114. V. On pourra aussi faire usage du *chlore* pour purifier l'air ; mais quelle sera son action ?

---

(1) Ce moyen peut et doit, ce nous semble, être employé, en *tout temps,* dans les grandes villes, dans les rues étroites et humides, et dans les cours petites et profondes.

Le chlore agira sur les miasmes méphitiques, comme on sait, pour s'emparer de l'hydrogène qu'ils contiennent, et la seule résistance qu'il aura à vaincre sera l'affinité entre elles des substances composant le miasme. Mais les germes présenteront une autre résistance à la décomposition. Dans les miasmes la vie est éteinte. Dans les germes, qui se trouvent placés dans les conditions d'incubation, la vie, au contraire, au lieu d'être détruite est à l'état naissant. Or, ce commencement de vie, cette force vitale naissante, offre nécessairement une résistance de plus, à la décomposition de ces germes par le chlore, résistance qui paralyse cette décomposition.

Ainsi le chlore laisse subsister le germe, mais en substituant, dans l'atmosphère cholérigène, un de ses composés au miasme méphitique qu'il peut détruire.

[B] DÉTRUIRE LES GERMES CHOLÉRIGÈNES.

115. I. La désinfection de l'air, dont nous venons de nous occuper, s'obtenant par l'attraction ou l'adhérence des germes, est déjà une solution indirecte de la question ; mais il s'agit ici de détruire *directement* ces germes.

Les *acides* et le *feu* sont les seuls moyens à mettre en usage.

Les acides, applicables dans les laboratoires (52), ne sauraient être employés en grand dans la question qui nous occupe.

Il reste donc à considérer le calorique.

Le feu peut être employé de deux manières :

Soit pour *brûler* les germes ;

Soit pour les *altérer* par une température élevée.

116. II. On *brûlera* les germes contenus dans un appartement, en faisant passer dans un poêle l'air vicié qu'il contient, lequel sera remplacé par de l'air du dehors. Ce moyen sera sans objet si l'air extérieur est vicié comme celui intérieur.

On brûlera encore les germes en les mettant en contact avec un corps chaud fixe comme un poêle, un tuyau de poêle, etc. ; ou en agitant un corps chaud dans l'intérieur de l'appartement.

117. III. On *altèrera* les germes en les échauffant au moyen d'un serpentin faisant diverses circonvolutions dans l'intérieur d'une masse d'eau, ayant la température de 80 à 90°. Un ventilateur établirait le courant nécessaire, et les germes, sortant du serpentin à 75 ou 80°, seraient ainsi rendus impropres à l'incubation.

Un jet de vapeur d'eau bouillante, dirigé dans un tube ouvert à ses deux extrémités, entraînera l'air vicié dans son mouvement, l'échauffera, et en détruira, par altération, les germes cholérigènes.

On *désinfectera* les objets chargés de germes, habits, lits, etc., en les plaçant dans un bain de vapeur à la température de 80 à 90°.

En respirant, à de certains intervalles, de l'air chauffé progressivement de 60 à 70°, on détruira les germes qui pourront être en incubation dans les voies respiratoires.

118. IV. Lorsque l'on aura réuni des germes d'une manière quelconque, il faudra les détruire avec précaution, soit en les enfouissant, soit par les acides, soit par le feu.

Si l'on voulait *isoler* des germes, il faudrait, par exemple, faire évaporer l'eau d'exhalation obtenue avec le condenseur de l'haleine (90), au moyen duquel on pourrait encore isoler les miasmes des épidémies de la 5ᵉ hypothèse.

119. Cet isolement de germes cholérigènes soulève plusieurs questions, extrêmement graves, qu'il appartient au temps et à l'observation seuls de résoudre, et que nous indiquerons en passant.

1° Peut-on avoir plusieurs fois le choléra?

2° Dans quelle mesure doit-on l'avoir pour qu'il ne récidive pas?

3° Ne pourra-t-on pas l'inoculer (1), au moyen des germes cho-

---

(1) Nous disons *inoculer,* quoique l'inoculation, proprement dite, n'ait lieu, ce nous semble, que relativement aux maladies dont nous portons en nous le germe, et que nous reproduisons en multipliant indéfiniment les miasmes qui nous les ont communiquées. C'est ainsi que l'introduction, dans le sang d'un individu, d'une très-petite quantité de virus varioligène donne lieu, en définitive,

lérigènes, en procédant comme il suit :

On enlèvera, au moyen d'un vésicatoire, une partie déterminée de la peau du bras, par exemple, d'un homme sain, et l'on saupoudrera de germes la plaie que l'on couvrira avec une plaque en argent ou en étain non adhérente à la chair. Il y aura génération d'infusoires visibles au microscope, et, dans le cas d'aptitude au mal, absorption de leurs corps délétères (41), suivie d'accidents cholériques. — On fera d'ailleurs cesser à volonté l'effet de cette inoculation, laquelle sera encore une vérification de la théorie (89).

On pourrait substituer aux germes isolés directement l'*eau d'haleine* d'un cholérique, dont on arroserait la plaie.

Ces deux moyens sont aussi applicables à l'inoculation des épidémies de la 5e hypothèse.

On voit d'un coup d'œil la gravité de pareilles questions, dont l'importance cependant diminuera par toutes les atteintes qui seront portées au fléau qu'il s'agit de combattre.

II. — EMPÊCHER L'AIR PUR DE SE VICIER, OU EMPÊCHER LE DÉPLACEMENT DES GERMES.

120. Il est impossible d'empêcher le déplacement des germes par l'air ; il n'y a donc lieu de s'occuper que de leur transport par l'homme.

Alors nous tombons dans les questions : de la *séquestration des cholériques*, des *cordons sanitaires*, des *quarantaines*.

121. Séquestration des cholériques. — I. Si l'humanité exige le dévouement de l'homme en santé pour le malade, elle veut aussi, sous peine d'une témérité coupable, que toutes les précautions soient prises pour que l'homme bien portant soit le moins possible victime de son devoir.

On atteindra ce double but : soigner le malade sans danger pour son infirmier, au moyen du lit séquestrant ou *cholérivore*.

1° Le lit cholérivore se compose du lit où gît le malade, et d'un poêle destiné à brûler le produit de ses émanations méphitiques.

à l'éruption d'une quantité incomparablement plus grande de ce virus. Il en est de même pour le vaccin, pour la rage, etc. Mais le miasme toxique, dans un empoisonnement, agit chimiquement sur le sang, et ne se multiplie pas.

5

La charpente du lit est en fer avec ciel rectangulaire. Le lit proprement dit est isolé, afin que les miasmes, expulsés de l'organisme, puissent circuler tout autour, dans une caisse rectangulaire surmontée de rideaux plans, fixés aux parois de la caisse et au ciel du lit. Ces rideaux ont, d'un seul côté, une ouverture par où entre un courant d'air déterminé, ainsi qu'il suit, par l'aspiration du poêle cholérivore.

Les gaz expirés par le cholérique sont·dirigés dans le poêle par un tube en toile, évasé du côté du malade. Les vapeurs méphitiques, provenant de sa transpiration, sont aussi dirigées dans ce poêle par deux tubes partant l'un de la caisse et l'autre des rideaux. L'air brûlé détermine, par sa légèreté, l'aspiration des vapeurs qui remplissent l'intérieur du lit. Mais, afin de donner au courant une activité plus considérable et telle que le malade respire, autant que possible, un air indépendant de son atmosphère cholérigène, on pourrait faire usage d'un ventilateur.

Les rideaux, les parois de la caisse, les couvertures, tout enfin ce qui constituera le lit du malade, à l'exception des draps, pourrait être d'une étoffe susceptible de retenir, par adhérence, les miasmes qui l'auraient touchée, et d'une facile désinfection.

On transformera un lit ordinaire en lit cholérivore, en le couvrant et l'entourant d'un baldaquin garni de rideaux tombant jusqu'au sol.

Il serait aisé de voir que quelques kilogrammes de charbon suffiraient pour alimenter le poêle pendant un jour. Six kilogrammes correspondent à 40 mètres cubes d'air brûlé. Ainsi ce poêle serait de petites dimensions.

On complètera d'ailleurs l'effet du lit cholérivore en détruisant, pendant son activité, les germes existant dans la chambre du malade par la purification de l'air ambiant, obtenue ainsi qu'il a été dit n° (108).

On voit, d'après ce qui précède, que le lit cholérivore atteindra non-seulement le double but dont il s'agit, mais que, de plus, *il détruira*, autant que possible, *les forces morbides accélératrices* agissant sur le malade (93).

Si l'on ne voulait brûler que les germes expirés par le malade, le poêle pourrait se suffire à lui-même, sans ventilateur.

122. 2° Dans un *hôpital*, le poêle pourrait être placé à l'extrémité du lit. Le tube d'évacuation de l'acide carbonique s'aboucherait dans un tuyau de diamètre suffisant, qui recevrait ainsi les tubes d'évacuation de tous les poêles. [Un ventilateur du docteur Van Hecke (¹), adapté à ce tuyau, en activant ces poêles, répandrait dans l'atmosphère, à une hauteur convenable, l'acide carbonique engendré, ainsi que les gaz morbides non brulés, s'il en existait. L'air expulsé par le ventilateur serait, au besoin, remplacé par de l'air tiré de l'atmosphère, au moyen d'un tuyau placé sur le toit du bâtiment, se ramifiant par divers tubes à plusieurs points de la salle des malades. Nous verrons plus loin (129), la raison de cette disposition.

Un poêle unique, placé hors de la salle, et recevant les gaz méphitiques par des tubes établis sous les lits, et dissimulés sous le plancher, remplacerait facilement tous les poêles dont nous venons de parler.

123. 5° En doublant les rideaux et la caisse du lit cholérivore en papier gluant; en plaçant à quelque distance de la bouche du malade une sorte d'écran de même papier, et en agitant de temps en temps, avec un filtre gluant, la masse d'air contenue dans l'intérieur du lit, on pourrait se dispenser du poêle; mais le ventilateur serait toujours nécessaire pour opérer la diffusion, dans l'atmosphère, des germes et des miasmes méphithiques qui pourraient ne pas être enlevés par le filtre. Toutefois l'effet du poêle serait plus efficace.

124. 4° Le filtre individuel, employé par Pierre malade, et par Paul, son infirmier, empêchera le déplacement des germes; mais il ne détruira pas l'atmosphère méphitique de Pierre.

Représentons par 1 la quantité de germes dont Pierre est la source libre; si son filtre en retient la moitié, l'atmosphère cho-

---

(1) Voyez le journal *la Presse* du 19 juillet 1854.

cholérigène, dont il sera le centre, aura une densité réduite à moitié, et elle sera réduite au $\frac{1}{4}$ pour Paul muni d'un même filtre. Si le filtre de Pierre retient les $\frac{3}{4}$ des germes, l'air cholérigéné respiré par Paul aura une densité réduite au $\frac{1}{16}$. En général, $\frac{1}{a}$ marquant la densité de l'atmosphère cholérigène réduite par le filtre de Pierre, cette densité sera réduite à $\frac{1}{a^2}$ relativement à Paul faisant usage du même filtre.

125. Nota. — Dans un pays sain, éloigné de l'épidémie, si l'on ne fait usage ni du filtre-air, ni du lit cholérivore, il sera toujours d'une haute prudence de séquestrer un cholérique. Mais l'emploi du lit cholérivore serait de beaucoup préférable.

126. ii. Cordons sanitaires. — Un cordon sanitaire ne saurait empêcher le déplacement des germes par l'air atmosphérique (120); mais tout ce qui vient d'être dit sur la séquestration de Pierre, centre cholérigène, se dira d'une localité elle-même, considérée comme centre cholérigène.

Tandis que dans la localité infectée on devra lutter incessamment contre le fléau, il faudra, dans une localité voisine et menacée, faire usage de tous les moyens d'assainissement de l'air commandés par la situation (152, 155).

127. iii. Lazarets. — **Quarantaines.** — Un vaisseau est un centre cholérigène qui retombe dans le cas précédent.

Nul doute qu'un vaisseau infecté ne doive stationner au lazaret d'un port sain. Il devra en être de même de toute provenance d'un port infecté.

III. — RESPIRER DE L'AIR TIRÉ D'UNE COUCHE ATMOSPHÉRIQUE SUPÉRIEURE A LA COUCHE CHOLÉRIGÈNE.

128. D'abord, quelle est l'épaisseur de la couche cholérigène? L'expérience seule peut résoudre cette question.

Il faut remarquer toutefois que cette couche n'est pas nettement

tranchée avec l'atmosphère pure. Elle s'y confond par un décrois-
sement successif de densité, comme une couleur du spectre solaire
se confond avec la couleur suivante, et, par conséquent, ce qu'on
peut appeler son épaisseur laisse beaucoup à l'arbitraire. Toutefois
la marche du choléra dans les villes ou villages bâtis en amphi-
théâtre, lequel sévit, en général, avec plus d'énergie dans les parties basses (56), semble indiquer que cette épaisseur n'est pas considérable.

129. 1° En nous appuyant sur les considérations qui précèdent,
nous indiquerons un moyen, que tout le monde a sous la main, de
substituer à l'air vicié d'un appartement un air moins impur. Ce
moyen consiste tout simplement à exécuter la manœuvre dont nous
avons parlé plus haut (105), sans fermer l'ouverture de la cheminée, et en tenant la porte hermétiquement fermée. On remplacerait
ainsi l'air en *repos* et vicié de l'appartement par de l'air *courant,*
pris dans la région de l'atmosphère où débouche le tuyau de la cheminée (1). Si à ce tuyau on adapte un allongement, ce qui sera
toujours facile, on obtiendra de l'air d'autant plus pur que l'allongement sera plus considérable.

150. 2° Cet allongement comporte des limites très-restreintes;
mais on ferait, au besoin, cesser cette restriction en employant un
aérostat, au moyen duquel on suspendrait dans l'air un tube d'aérage en toile goudronnée qui déboucherait dans la zône d'air pur,
quelle que fût sa hauteur au-dessus de l'horizon. Des tuyaux con-
ducteurs, s'abouchant dans le tube d'aérage, porteraient, par une
ventilation convenable, l'air pur partout où besoin serait.

L'appareil devrait être le plus léger possible, afin d'obtenir la

_____

(1) Ce moyen peut et doit ce nous semble être aussi employé en tout temps
dans les grandes villes, dans les rues étroites et humides et dans les petits appartements. Comme il ne peut être mis en usage que lorsque la cheminée ne
fonctionne pas, il serait convenable de remplacer, pour cet objet, le tuyau de
la cheminée par un tuyau en tôle, par exemple, qui serait fixé extérieurement le
long du mur du bâtiment.

plus grande longueur et le plus grand diamètre de tube possible, relativement à une puissance ascensionnelle donnée de l'aérostat.

Un tel appareil pourrait préserver une vaste maison, un hôpital, un quartier d'une ville, un camp même. Tout dépendrait des dimensions qui lui seraient données.

Il pourrait aussi être employé dans un vaisseau attaqué par le fléau. Mais il sera plus simple, dans ce cas, de faire usage, concurremment avec les moyens proposés (108, 121), d'un système de deux tuyaux d'aérage, armés de ventilateurs et fixés au grand mât, l'un aspirant l'air pur,. et l'autre expulsant l'air vicié.

3° Les moyens qui précèdent seront d'autant plus praticables et plus efficaces que l'atmosphère cholérigène aura moins d'épaisseur. Ainsi, lorsque le ciel sera pur, le matin sera le moment favorable pour les mettre en usage (56).

151. RÉSUMÉ. — A tous les moyens préventifs que nous venons d'indiquer, nous ajouterons, même en première ligne, la propreté dans les maisons, dans les rues, sur les places publiques.

L'administration exige, et avec raison, sous peine d'amende, que chaque habitant fasse ramoner la cheminée de sa maison, parce que, si cette maison brûle, celle du voisin en éprouvera nécessairement du dommage. Pourquoi n'exigerait-elle pas, sous les mêmes peines, en temps d'épidémie surtout, la propreté dans les appartements, puisque si le choléra s'introduit quelque part, par suite de la malpropreté, le voisin se trouve menacé, non pas dans sa fortune, mais dans sa propre vie?

152. Si donc, pour nous résumer, nous ne considérons, des moyens préventifs précédents, que les plus simples et les plus naturels, ceux, en un mot, que tout le monde a en général sous la main, et dont l'état, au nom de la santé publique, a le droit, sous sa surveillance active, d'imposer l'usage à tous, nous en conclurons que, dans un temps d'épidémie cholérique, il faut :

1° Redoubler de propreté partout et surtout dans les appartements.

2° Purifier l'air des appartements, au moins deux fois par jour, soit par le filtre gluant (108), soit par le moyen indiqué n° (129).

3° Arroser dans les rues, le matin d'un beau jour (112).

4° Dans les maisons infectées, multiplier ces précautions sanitaires.

133. Les précautions suivantes sont, de plus, conseillées par la prudence.

1° Éviter autant que possible le serein qui présente le double danger de surcharger l'air de germes, et d'en imprégner les habits (56).

2° Faire autant que possible usage du filtre individuel lorsqu'on est en circulation (104).

3° En cas d'attaque, faire immédiatement usage du lit cholérivore (121).

134. Quelques soins généraux regardent directement l'administration.

1° Détruire les flaques d'eau croupissante, surtout celles exposées au soleil, et faire enlever les fumiers dans l'intérieur et aux alentours des localités (49).

2° Maintenir les rues et les places publiques dans la plus grande propreté. Faire circuler le filtre mobile (108); ou faire arroser à la pompe, balayer, enlever et enfouir immédiatement les immondices (111).

3° Après la pluie ou l'arrosement ordinaire, faire balayer, enlever et enfouir immédiatement les balayures (57, 107).

4° Dans les rues étroites où l'air circule lentement, dans les rues infectées, multiplier ces précautions sanitaires (113).

135. Les appareils qui doivent réaliser tous ces soins se réduisent en définitive à des *pompes* — beaucoup de communes en possèdent — et à des *filtres gluants*, c'est-à-dire à du PAPIER GLUANT que tout le monde pourra se procurer, et que les communes fourniraient au besoin aux malheureux, comme elles leur fournissent des médicaments.

Quant aux lits cholérivores, il serait à désirer que les communes, aidées de la bienfaisance publique et privée, pussent en mettre à la disposition des indigents; mais ils ne pourraient guère être d'obligation que dans les hôpitaux.

156. L'administration devra de plus en tout temps :

1° Ménager, dans les alignements, les plus larges courants d'air possibles.

2° Faire établir les mares au dehors des villages, à l'est ou au nord-est, dans les endroits où l'air peut librement circuler à leur surface ; ou bien les soustraire aux ardeurs du soleil d'une manière quelconque, soit en les ombrageant, soit en les couvrant, etc., etc. (52).

157. REMARQUE GÉNÉRALE. — Les moyens préventifs qui précèdent étant *indépendants de la théorie*, sont applicables non-seulement à l'hypothèse de l'agent morbide vibrion, mais encore à toutes les hypothèses possibles, par lesquelles on pourrait attribuer la cause première du choléra à un mélange quelconque de corpuscules organiques ou inorganiques avec l'air atmosphérique.

Le lit cholérivore, qui détruit par le feu les corpuscules morbides, expulserait, dans l'atmosphère, les gaz provenant des émanations des cholériques s'il en existait (16). Il pourrait en être de même, à l'aide d'une ventilation convenable, des moyens par lesquels on tirera l'air respiré d'une couche supérieure à la couche cholérigène.

158. Ces moyens, qui sont aussi applicables à toutes les épidémies que nous avons rencontrées dans les hypothèses 1re, 5e, 6e et 8e, doivent détruire les forces morbides accélératrices aggravant toutes ces maladies (93).

Le lit cholérivore ou *morbivore* étant ainsi applicable à toutes les épidémies, devant d'ailleurs être employé dans toutes les maladies contagieuses, ou pouvant l'être, nous semble être un meuble de *santé* nécessaire dans toutes les conditions sociales.

§ II.

MOYENS CURATIFS.

159. Les moyens préservatifs proposés n'ayant point été mis en usage, ou n'ayant pas prévenu radicalement l'attaque, l'incubation des germes se consommera, les vibrions naîtront, et le mal, de latent qu'il était, deviendra sensible et menacera de se multiplier rapidement.

Alors il faudra détruire *les vibrions naissants* en respirant un gaz ou une vapeur convenable délétère ou non.

L'air chaud? La vapeur d'acide acétique? Le gaz acide sulfureux? Le gaz sulfhydrique? L'ammoniaque? Le chloroforme? Le chlore? etc., etc.

L'expérience seule permettra de fixer le choix du gaz, lequel devra satisfaire à deux conditions : tuer le vibrion sans porter atteinte à la santé du sujet attaqué.

Il ne sera pas nécessaire que la respiration du gaz soit continue ; il suffira de quelques inspirations répétées de temps en temps, et conservées dans les poumons le plus longtemps possible. Ce gaz pourra être à une température supérieure à 57°.

On s'assurera qu'un gaz donné tue le vibrion cholérigène, en mêlant ce gaz à l'air dans les proportions qui le rendent respirable, et en le faisant agir sur des vibrions développés au moyen de la condensation de l'haleine (90).

Le filtre air et le moyen indiqué n° (129), en purifiant l'air inspiré par le malade, le lit cholérivore en expulsant les gaz expirés par lui et chargés de germes, renouvellent ainsi l'air respiré et sont de véritables auxiliaires des moyens curatifs.

140. REMARQUES. — 1° Tout ce qui donne de l'énergie à la vie tend à combattre l'agent morbide. Quand l'estomac, fatigué par les

vomissements, déjà lésé dans ses fonctions par le mal, refuse d'absorber les boisons ingérées et d'en transporter ainsi le principe salutaire dans le sang où a lieu la lutte, ne pourrait-on pas, à cet instant et même à toute époque de l'attaque, ajouter à l'énergie vitale en augmentant la proportion d'oxygène dans l'air respiré par le malade? L'inspiration d'un excès convenable de ce gaz, aurait d'ailleurs un effet salutaire *immédiat*.

Cet effet toutefois ne saurait plus se produire lorsque le sang, atténué lui-même par le mal, refuserait de dissoudre l'excès d'oxygène qui lui serait offert (42).

2° Ne pourrait-on pas aussi, dans tout état de la maladie, et surtout lorsque les intestins, la peau, refusent, en même temps que l'estomac, de transmettre le contre-poison dans le sang, faire vaporiser par ébullition une dissolution plus ou moins concentrée de cet agent sanitaire? La vapeur mêlée à l'air étant inspirée par le malade se condenserait sur les parois de sa trachée, de ses bronches, et serait ainsi, par absorption, lancée dans la circulation *par le chemin le plus court*, lequel est d'ailleurs celui suivi par le poison.

L'air inspiré avec la vapeur devrait être mélangé d'oxygène, afin que la quantité de ce gaz dissoute dans le sang ne fût pas diminuée.

CONCLUSION.

141. Nous nous sommes proposé, en commençant cette section, d'abaisser autant que possible, par des moyens préventifs, chaque phase de la période algide à la phase précédente : avons-nous réussi?

Non, si malgré nos raisonnements, la cause première du choléra est due *soit aux agents impondérables* de la nature (7), *soit à l'eau* ou *aux aliments* (9, 10).

Mais si l'agent morbide est un corpuscule voltigeant dans l'air, ou même un gaz provenant des émanations des cholériques (122), un aérage raisonné, bien entendu, *résoudra* nécessairement, *au moins*, la question dont il s'agit. Les appareils que nous avons proposés, ou plutôt indiqués, assainissant incessament l'air respiré, soit par la concentration des germes au moyen de l'électricité, de l'eau ou d'une substance gluante ; soit par leur combustion au moyen du feu ; soit en tirant cet air d'une couche atmosphérique non viciée : ces moyens, disons-nous, doivent diminuer l'intensité de la cause première du mal et sur le malade et sur l'individu sain, et contribuer ainsi à la solution de la question qui nous occupe. Mais la destruction des germes ou miasmes cholérigènes, que comportent ces moyens, nous paraît d'un intérêt bien supérieur puisqu'elle peut *arrêter la propagation du fléau*. Ainsi donc que l'expérience *exclue* ou *n'exclue pas* le germe hypothétique (59), il importe essentiellement de perfectionner ces appareils et tous autres équivalents. Il faut, dans l'intérêt de la santé publique, obtenir à tout prix ce perfectionnement, soit par la voie des concours, soit de tout autre manière. *Simplicité et efficacité des moyens, bas prix des appareils :* telles sont les conditions à remplir. Il faut que le riche et le pauvre puissent également résister à l'ennemi universel, et que l'état ou la commune, au nom de l'humanité, intervienne, au besoin, pour soustraire le malheureux aux malignes influences du fléau, qui, ainsi combattu par tous et partout, cessera d'effrayer les populations à demi attaquées par la terreur qu'il répand dans ses invasions meurtrières, et, désormais impuissant à se propager, se confinera, réduit même à y végéter, sur les bords du Gange son berceau éternel.

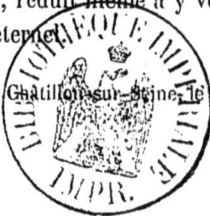

Châtillon-sur-Seine, le 23 mai 1855.

VOIZOT

OUVRAGES DU MÊME AUTEUR.

MÉMOIRE SUR LES EXPLOSIONS DES CHAUDIÈRES
A VAPEUR, contenant quelques moyens propres à les
prévenir, etc., avec trois planches. 1833. . . . . . 3 »

THÉORIE GÉNÉRALE DE L'ÉLIMINATION, suivie de
notes diverses, avec une planche. 1835. . . . . . 4 »

THÉORIE ÉLÉMENTAIRE DE L'ÉLIMINATION entre
les fonctions algébriques entières, fractionnaires et
irrationnelles. 1837. . . . . 1 50

RECHERCHES SUR LES LOGARITHMES, et en parti-
culier sur la différentielle: $dy = \frac{du}{u}$, qui les engendre
dans le calcul intégral. 1850. . . . . 2 »

A Paris, chez BACHELIER, libraire pour les mathématiques,
quai des Augustins, 5;

— chez Firmin DIDOT, frères, rue Jacob, 56;

Et à Châtillon, chez Charles CORNILLAC, imprimeur-libraire.